한의학 입문자를 위한

한의학

한문

한의학 입문자를 위한

한의학

한문

백 진 웅 · 이 병 욱 지음

부산대학교출판문화원

머리말

한문 학습과 관련된 서적은 이미 시중에 많이 있다.

그 중 다수가 한자의 형성 원리인 육서(六書), 기본 글자인 부수(部首), 필수 한자와 그 용례, 단어를 구성하는 글자 사이의 상호 관계에 대한 문법, 다양한 의미로 해석되는 허사(虛辭), 비교적 짧은 문장 해석법 등 한문 입문에 필수적인 내용을 충실히 담고 있다. 사실 이 책도 구성적 측면에서 볼 때 이들 책과 크게 다르지 않다. 그럼에도 한문 기초와 관련한 또 한 권의 책을 내놓는 이유는 바로 한의학 입문자에게 특화된 한문 기초서의 필요성 때문이다.

한의과대학이나 한의학전문대학원에 입학하면 한자로 된 한의학 전공 용어들이 즐비한 각종 교재는 물론이고 아예 한문으로 된 한의학 원전도 배워야 한다. 이에 대비해 일정 수준 이상의 한문 실력을 미리 갖추고 들어오는 학생도 있지만 많은 학생이 영어로 따지자면 TOEIC 500점도 안 되는 한문 실력으로 입학하는 실정이다. 그래서 처음 1년 동안은 부족한 한문 실력 때문에 한의학 원전 과목은 물론이고 여타 과목의 학습까지 힘겨워하며 쩔쩔매는 경우가 비일비재하다. 물론 한의과대학이나 한의학전문대학원에는 의학 한문 혹은 한의학 한문이라는 명칭의 한문 강의가 개설되어 있고 이를 위한 교재가 있다. 하지만 사용되는 한자와 문장 구조가 중급 이상의 수준이기 때문에 초학자가 받아들이기에는 어려움이 많다. 이에 첫 입문자에서부터 중급에 약간 못 미치는 실력을 갖춘 학생들을 위한 보다 쉬운 단계의 교재가 필요하다고 판단하였다.

다행히 2009년도에 부산대학교 한의학전문대학원 정책 연구 과제 연구원으로서 한의학 입문자들에게 필요한 필수 한자를 이미 추려놓은 것이 있었다. 또 한의학 원서 강의를 하면서 틈틈이 메모해둔 자료가 있어 한의학 입문자를 위한 내용으로 이 책을 충실히 채울 수 있었다. 그러므로 이 책을 숙지한다면 한자 및 한문 때문에 한의학 기초 과목 학습에 어려움을 겪는 일은 없을 것이다. 또 한문으로 된 원서인 『황제내경(黃帝內經)』과 『동의보감(東醫寶鑑)』등의 학습을 위한 중급 정도의 실력도 갖출 수 있을 것이다. 이 책이 그 목적을 달성해 한의학 입문자들의 한문 학습에 도움이 되기를, 그래서 한문에 대한 부담 없이 한의학 공부에 매진할 수 있게 되기를 바란다.

후배들을 위한 마음으로 자신들의 논문 작성도 뒤로 미룬 채 각 단어의 용례 수집과 해설 작업을 도와 준 5기생 모한영 님과 이동우 군과 임교민 양에게 감사의 말씀을 전한다. 이 세 사람의 헌신적 도움이 없었더라면 이 책이 제 날짜에 나오지 못했을 것이다. 또 같은 마음으로 2번의 교정 작업을 충실히 수행해 준 5기생 심소현 양에게도 감사의 말을 전하고 싶다. 끝으로 바쁜 일정에도 불구하고 각 단어의 음과 뜻과 획수 정리 작업을 도와 준 5기생 강민정 양, 강진호 군, 박인화 양, 성혜령 양, 양수진 양, 이동규 군, 이명은 님, 이채원 님, 정승한 군에게도 감사의 말씀을 전한다. 교육 현장에 꼭 필요한 책을 교수와 학생이 함께 만들어 낸 좋은 사례로 기록될 것이다.

2013년 2월

지은이

이 책의 특징

기본적 일반 한문 능력 배양은 물론이고 특히 한의학 입문자들의 한의학 한문 능력의 기초를 다지기 위해 특화된 이 책은 그 목적을 효율적으로 달성하기 위해 다음과 같은 특징을 갖추었다.

1. 전체 책 구성은 육서(六書)와 부수 설명부터 시작해 문장 해석 방법 설명으로 이어지는 일반적 한문 기초서와 비슷한 체계를 갖추었다. 기본적 체계는 일반 한문과 한의학 한문이 다르지 않기 때문이다. 다만 문법은 꼭 필요한 내용만 최소한으로 다루고 대신 실제 한의학 교재 및 원서에 나오는 단어와 문장을 최대한 발췌해 가능하면 용례 중심으로 한의학 한문을 학습할 수 있도록 하였다.

2. 한의과대학이나 한의학전문대학원에 입학 후 처음 배우는 한의학 기초 과목인 중국과학기술사(의학편)[1]와 동의생리학 교과서[2]에 기재된 한자를 가장 먼저 익혀야 할 필수 한자라고 판단하였다. 이에 이 두 교과서에 수록된 한자를 모두 추출해 빈도수를 헤아린 후, 사용 합계가 10회 이상 되는 글자 중에서 너무 쉬운 일부 글자를 제외한 1,333자를 필수 한의학 한자로 선정하여 「3. 필수 한의학 한자 1,333자」편에 제시하였다. 그리고 그 용례 역시 두 교과서에 수록된 단어를 중심으로 선별하여 제시하였다. 이는 한의학 한자를 익힘과 동시에 한의학 용어에 익숙해지도록 하기 위해서이다.

1 요육군(廖育群) 외 2인 공저(共著), 박현국 외 2인 공역(共譯). 중국과학기술사(의학편). 일중사. 2007.

2 전국한의과대학 생리학 교수 공저(共著). 동의생리학. 집문당. 2008.

3. 글자 사이의 상호 관계에 대한 기본적 단어 문법 설명을 위한 「4. 단어 문법」편의 단어 용례와 문장 문법 설명을 위한 「5. 문장 문법」편의 문장 용례는 대표적 한의학 원전인 『황제내경(黃帝內經)』, 『동의보감(東醫寶鑑)』, 『경악전서(景岳全書)』[3] 에서 선별하였다. 이는 기본적 한자 및 한문 능력 배양과 동시에 한의학 원전에 대한 이해 능력도 갖추게 하기 위해서이다.

4. 「6. 허사 문법」편에서는 역시 대표적 한의학 원전인 『황제내경(黃帝內經)』, 『동의보감(東醫寶鑑)』, 『경악전서(景岳全書)』에 자주 활용된 110개의 허사(虛辭)를 선별해 한의학 필수 허사로 선정해 제시하였다. 그리고 역시 같은 책에서 용례 학습을 위한 다양한 문장을 선별해 제시함으로써 허사 학습과 동시에 한의학 원전에 대한 이해를 높일 수 있도록 하였다.

5. 굳이 색인을 보지 않더라도 쉽게 찾아볼 수 있도록 하기 위해 「3. 필수 한의학 한자 1,333자」편에 수록된 1,333개의 한자와 「6. 허사 문법」 편에 수록된 110개의 허사는 본문 내에 가나다순으로 정렬하였다. 그리고 책 뒷부분에 총획수별로 정리한 한자 색인과 가나다순으로 정리한 허사 색인을 만들어 한 눈에 볼 수 있게 하였다.

3 각각 『임상활용 황제내경 독송본 (진주표 편주. 법인문화사. 2009)』, 『경악전서 (안영민 역. 한미의학사. 2006)』, 『대역 동의보감 (동의문헌연구실 역. 법인문화사. 2012)』에 수록된 원문을 기본으로 삼았다.

목차

Ⅱ. 한의학 한문

I

· 한의학

한자

1. 육서(六書)

한자는 그 구성과 활용 원리에 따라 크게 상형자(象形字), 지사자(指事字), 회의자(會意字), 형성자(形聲字), 전주자(轉注字), 가차자(假借字)의 여섯 종류로 나뉘는데, 이러한 분류법을 육서(六書)라고 한다. 육서란 여섯 가지 문자(여섯 육 + 글자 서)란 의미다. 이러한 분류는 한자의 모양과 뜻과 음을 최초로 체계적으로 해설한 후한(後漢) 때의 학자 허신(許愼, 30-124)의 저서 "설문해자(說文解字)"에서부터 시작되었다. 육서 중 상형자와 지사자가 가장 기본이 되고, 이들의 결합에 의해 회의자와 형성자가 만들어진다. 그리고 이미 만들어진 글자를 필요에 따라 새로이 응용하는 과정에서 전주자와 가차자의 구분이 발생한다.

1) 상형자(象形字)

'目(눈 목)'이라는 글자는 동물의 눈의 모양을 본 떠 만든 글자다. 이처럼 사물의 보이는 대로의 모습이나 특징을 본 떠 만든 글자를 상형자라고 한다.

예	▶口(입 구) : 벌리고 있는 입의 모양을 본 뜬 글자 ▶月(달 월) : 반달의 모양을 본 뜬 글자

2) 지사자(指事字)

'上(위 상)'이라는 글자는 기준이 되는 선의 윗부분을 표현한 것으로 상형으로 표시할 수 없는 추상적 개념을 부호화한 글자다. 이러한 글자를 지사자라고 한다.

예	▶二(두 이) : 둘이라는 숫자를 표현한 글자 ▶下(아래 하) : 기준이 되는 선의 아래쪽을 표현한 글자

3) 회의자(會意字)

'休(쉴 휴)'라는 글자는 사람(人)이 나무(木) 아래에서 쉬는 모습에서 착안해 人(사람 인)과 木(나무 목)을 합쳐 만든 글자다. 이처럼 이미 있는 글자들이 결합돼 새로운 뜻과 음을 갖게 되는 글자를 회의자라고 한다. 회의자는 다음의 세 종류로 세분된다.

(1) **동체회의자(同體會意字)** : 같은 글자끼리 결합되어 형성된 회의자

예	▶木(나무 목) + 木(나무 목) ⇒ 林(수풀 림) ▶口(입 구) + 口(입 구) + 口(입 구) ⇒ 品(물건 품)

(2) **이체회의자(異體會意字)** : 다른 글자끼리 결합되어 형성된 회의자

예	▶女(계집 녀) + 子(아들 자) ⇒ 好(좋을 호) ▶日(날 일) + 月(달 월) ⇒ 明(밝을 명)

(3) **생체회의자(省體會意字)** : 원 글자의 일부분이 생략된 채 결합되어 형성된 회의자

예	▶老(늙을 로) + 子(아들 자) ⇒ 孝(효도할 효) ▶營(경영할 영) + 力(힘 력) ⇒ 勞(일할 노)

4) 형성자(形聲字)

'淸(맑을 청)'이라는 글자는 맑다는 뜻을 함축하고 있는 氵(물 수)와 음을 나타내는 靑(푸를 청)을 합쳐 만든 글자다. 이처럼 뜻을 함축하고 있는 부분과 음을 나타내는 부분이 합쳐진 글자를 형성자라고 한다. 형성자를 구성하는 기본 글자 중 하나의 음을 따른다는 점이 회의자와 구별된다. 전체 한자의 약 80%를 차지하고 있고, 또 형성자의 경우에는 처음 보는 한자라 할지라도 대강의 뜻과 음을 추정할 수 있기 때문에 이에 대한 이해가 특히 중요하다.

예	▶口(입 구 : 뜻과 관련된 부분) + 未(아닐 미 : 음과 관련된 부분) ⇒ 味(맛 미) ▶土(흙 토 : 뜻과 관련된 부분) + 成(이룰 성 : 음과 관련된 부분) ⇒ 城(성 성)

5) 전주자(轉注字)

'道(길 도)'라는 글자는 본래 길을 의미하는 글자이지만 도덕(道德)이란 단어에도 쓰인다. 이때는 도로라는 의미가 아니라 이치라는 의미로 사용되는데, 이처럼 본래의 의미가 확대되어 새로운 의미로 사용되는 글자를 전주자라고 한다. 전주자는 다음의 두 경우로 나뉜다.

(1) 글자의 음이 바뀌는 경우

예	▸惡(악할 악) ⇒ 惡(미워할 오)　　▸易(바꿀 역) ⇒ 易(쉬울 이)

(2) 글자의 음이 바뀌지 않는 경우

예	▸老(늙을 노) : 늙었다 ⇒ 경험이 많다 ▸首(머리 수) : 머리 ⇒ 우두머리

6) 가차자(假借字)

현대 중국에서는 콜라를 비슷한 발음을 가진 한자를 합쳐 '可樂(옳을 가, 즐길 락)'이라고 표기한다. 이처럼 뜻과는 전혀 상관없이 음이나 형태가 유사한 것을 빌려 사용하는 글자를 가차자라고 한다.

예	▸伊太利 : 저 이, 클 태, 날카로울 리 ⇒ Italy(이태리와 발음이 유사해서 차용됨) ▸弗 : 아닐 불 ⇒ dollar(미국 돈의 기호인 $와 형태가 유사해서 차용됨)

2. 부수(部首) 214자

한자에는 한글이나 영어와 달리 기본이 되는 자음과 모음이 없다. 그러다보니 가나다 순서나 abc 순서로 글자와 단어가 쉽게 분류 및 정렬되는 한글이나 영어와는 다르다. 이 문제를 해결하고 수많은 한자를 체계적으로 분류하기 위해 도입된 것이 바로 부수다. 부수란 많은 한자들에 공통적으로 들어가 있는 글자를 끄집어낸 것으로, 같은 부수를 공유하고 있는 한자들은 같은 소속으로 취급하기 때문에 한자 분류 및 정렬의 기준이 된다. 그래서 한자사전은 기본 글자인 부수를 기준으로 한자를 일차 분류한 후, 획수가 점차 많아지는 순서로 정렬하고 있다. 따라서 한자사전을 활용하기 위해서는 부수를 알아야 한다. 그런데 부수가 중요한 이유는 이뿐만이 아니다. 부수는 가장 기본이 되는 글자이므로 부수를 통해 복잡한 한자의 구조를 쉽게 이해할 수 있다. 또 부수를 통해 그 글자의 음이나 뜻을 유추할 수도 있다. 그러므로 부수는 한자의 기초를 튼튼히 다지기 위해 반드시 학습해야 한다.

1) 획수별 분류

현재 한국에서 사용하고 있는 부수는 모두 214종인데[4], 가장 획수가 적은 1획에서부터 가장 획수가 많은 17획의 순서로 나열하면 아래와 같다. (부수 중에

4 〈 王 의 부수는 왜 자기의 획수보다 더 많은 玉 일까? 〉
부수란 한 마디로 검색을 쉽게 하기 위해 여러 글자에 공통적으로 들어가 있는 글자를 뽑아낸 것이다. 따라서 부수의 종류와 개수는 절대적이지 않으며 시대별로 나라별로 차이가 있다. 설문해자에서만 해도 부수의 개수가 500 개가 넘는데, 이 때만해도 王과 玉은 둘 다 독립된 부수였다. 하지만 너무 많은 부수는 오히려 검색을 어렵게 한다는 이유로 후대로 넘어오면서 부수가 줄어들었는데, 그 과정에서 없어진 부수 중의 하나가 바로 王이다. 아마도 王을 부수로 하는 글자가 王과 閏(윤달 윤)과 皇(황제 황)의 세 가지 밖에 없어서였을 것이다. 이 중 閏은 부수가 門(문 문)으로 바뀌었고 皇은 白(흰 백)으로 바뀌었는데, 王은 마땅히 갈 곳이 없어서 가장 비슷한 玉으로 보냈으리라 추정된다. 玉이 부수로 갈 때에는 점이 생략되어 王의 형태로 바뀐다는 것이 큰 이유였을 것이다. 하지만 만약 필자였다면 '丶(점 주)'를 새로운 부수로 정해서 부수가 글자의 총획수보다 많아지는 경우는 없게 했을 것이다.

는 글자 모양이 달라지는 것이 있는데, 괄호 안에 표기하였으니 원래의 글자와 함께 익혀두어야 한다.)

(1) 1획 부수

一 한 일	丨 뚫을 곤	˙ 점 주
丿 삐침 별	乙 새 을	亅 갈고리 궐

(2) 2획 부수

二 두 이	亠 돼지해머리 두	人 사람 인
儿 어진사람 인	入 들 입	八 여덟 팔
冂 멀 경	冖 덮을 멱	冫 얼음 빙
几 안석 궤	凵 입 벌릴 감	刀(刂) 칼 도
力 힘 역(력)	勹 쌀 포	匕 비수 비
匚 상자 방	匸 감출 혜	十 열 십
卜 점 복	卩 병부 절	厂 기슭 엄(한)
又 또 우	厶 마늘 모(사사로울 사)	

(3) 3획 부수

口 입 구	囗 나라 국	土 흙 토
士 선비 사	夂 뒤쳐져올 치	夊 천천히 걸을 쇠
夕 저녁 석	大 큰 대	女 여자 여(녀)
子 아들 자	宀 집 면	寸 마디 촌
小 작을 소	尢(兀) 절름발이 왕	尸 주검 시
屮 왼손 좌	山 뫼 산	巛(川) 내 천
工 장인 공	己 몸 기	巾 수건 건
干 방패 간	幺 작을 요	广 집 엄
廴 길게 걸을 인	廾 두 손으로 받들 공	弋 화살 익
弓 활 궁	彐 고슴도치머리 계	彡 터럭 삼
彳 조금 걸을 척		

(4) 4획 부수

心(忄) 마음 심	戈 창 과	戶 지게 호
手(扌) 손 수	支 지탱할 지	攴(攵) 칠 복
文 글월 문	斗 말 두	斤 도끼 근
方 모 방	无 없을 무	日 날 일
曰 가로 왈	月 달 월	木 나무 목
欠 하품 흠	止 그칠 지	歹 뼈 앙상할 알
殳 창 수	毋 말 무	比 견줄 비
毛 털 모	氏 각시 씨	气 기운 기
水(氵) 물 수	火(灬) 불 화	爪(爫) 손톱 조
父 아비 부	爻 점괘 효	爿 나뭇조각 장
片 조각 편	牙 어금니 아	牛 소 우
犬(犭) 개 견		

(5) 5획 부수

玄 검을 현	玉(王) 구슬 옥	瓜 오이 과
瓦 기와 와	甘 달 감	生 날 생
用 쓸 용	田 밭 전	疋 짝 필
疒 병들어 누울 역(녁)	癶 등질 발	白 흰 백
皮 가죽 피	皿 그릇 명	目 눈 목
矛 창 모	矢 화살 시	石 돌 석
示(礻) 보일 시	禸 짐승 발자국 유	禾 벼 화
穴 구멍 혈	立 설 입(립)	

(6) 6획 부수

竹 대나무 죽	米 쌀 미	糸 실 사
缶 장군 부	网(罒) 그물 망	羊 양 양
羽 깃 우	老(耂) 늙을 노(로)	而 말 이을 이
耒 쟁기 뢰	耳 귀 이	聿 붓 율
肉(月) 고기 육	臣 신하 신	自 스스로 자
至 이를 지	臼 절구 구	舌 혀 설
舛 어그러질 천	舟 배 주	艮 어긋날 간
色 빛 색	艸(艹) 풀 초	虍 범 호
虫 벌레 충(훼)	血 피 혈	行 갈 행
衣(衤) 옷 의	襾 덮을 아	

(7) 7획 부수

見 볼 견	角 뿔 각	言 말씀 언
谷 골 곡	豆 콩 두	豕 돼지 시
豸 발 없는 벌레 치	貝 조개 패	赤 붉을 적
走 달릴 주	足 발 족	身 몸 신
車 수레 차(거)	辛 매울 신	辰 별 신
辵(辶) 쉬엄쉬엄 갈 착	邑(阝) 고을 읍	酉 닭 유
釆 나눌 변	里 마을 리	

(8) 8획 부수

金 쇠 금	長 길 장	門 문 문
阜(阝) 언덕 부	隶 미칠 이	隹 새 추
雨 비 우	靑 푸를 청	非 아닐 비

(9) 9획 부수

面 얼굴 면	革 가죽 혁	韋 다룸가죽 위
韭 부추 구	音 소리 음	頁 머리 혈
風 바람 풍	飛 날 비	食 밥 식
首 머리 수	香 향기 향	

(10) 10획 부수

馬 말 마	骨 뼈 골	高 높을 고
髟 터럭 표	鬥 싸울 두(각, 투)	鬯 울창주 창
鬲 막을 격	鬼 귀신 귀	

(11) 11획 부수

魚 고기 어	鳥 새 조	鹵 소금밭 노(로)
鹿 사슴 록	麥 보리 맥	麻 삼 마

(12) 12획 부수

黃 누를 황	黍 기장 서	黑 검을 흑
黹 바느질 치		

(13) 13획 부수

黽 힘쓸 민	鼎 솥 정	鼓 북 고
鼠 쥐 서		

(14) 14획 부수

鼻 코 비	齊 가지런할 제

(15) 15획 부수

齒 이 치

(16) 16획 부수

龍 용 용(룡)	龜 거북 귀, 땅이름 구, 터질 균

(17) 17획 부수

龠 피리 약

○ 다른 글자 안에서 모양이 달라지기도 하는 부수 ○

刀(刂) 칼 도	尢(兀) 절름발이 왕	巛(川) 내 천
心(忄) 마음 심	手(扌) 손 수	攴(攵) 칠 복
水(氵) 물 수	火(灬) 불 화	爪(爫) 손톱 조
犬(犭) 개 견	玉(王) 구슬 옥	示(礻) 보일 시
网(罒) 그물 망	老(耂) 늙을 노(로)	肉(月) 고기 육
艸(艹) 풀 초	衣(衤) 옷 의	辵(辶)쉬엄쉬엄 갈 착
邑(阝) 고을 읍	阜(阝) 언덕 부	

2) 위치별 분류

부수 중에는 위치나 모양을 고려해 편의상 글자 본래의 음과 달리 부르는 것이 있다. 예를 들어 仁(어질 인)의 왼쪽에 있는 부수 亻(사람 인)을 '사람인변'이라고 부르고, 鄕(시골 향)의 우측에 있는 부수 阝(고을 읍)을 '우부방'이라고 부른다. 아마도 오랜 세월을 거쳐 오며 일종의 별명처럼 굳어진 것으로 짐작된다. 이처럼 변화된 부수의 음과 그 까닭을 알면 그 부수가 포함된 글자의 이해가 한층 쉬워지기 때문에 익혀두면 편리하다.

(1) 부수의 위치별 이름

○ 변(邊) : 부수가 글자의 왼쪽에 있는 경우 그 부수를 '~ 변'이라고 한다.

예	佳(즐거울 가)의 亻(사람 인)을 '사람인변' 이라고 한다.

○ 방(傍) : 부수가 글자의 오른쪽에 있는 경우 그 부수를 '~ 방'이라고 한다.

예	部(거느릴 부)의 阝(고을 읍)을 '우부방'이라고 한다.

○ 머리 : 부수가 글자의 머리 부분에 있는 경우 그 부수를 '~ 머리'라고 한다.

예	亥(돼지 해)의 亠(돼지해밑 두)를 '돼지해머리'라고 한다.

○ 발 : 부수가 글자의 아래 부분에 있는 경우 그 부수를 '~ 발'이라고 한다.

예	熱(뜨거울 열)의 灬(불 화)를 '불화발(혹은 연화발)'이라고 한다.

○ 받침 : 부수가 글자의 왼쪽과 아래쪽에 걸쳐 있는 경우 그 부수를 '~ 받침'이라고 한다.

예	近(가까울 근)의 辶(쉬엄쉬엄 갈 착)을 '책받침'이라고 한다.

○ 엄호 : 부수가 글자의 왼쪽과 위쪽에 걸쳐 있는 경우 그 부수를 '~ 엄호'라고 한다.

예	廣(넓을 광)의 广(집 엄)을 '엄호'라고 한다.

○ 몸 : 부수가 글자의 둘레를 감싸고 있는 경우 그 부수를 '~ 몸'이라고 한다.

예	困(괴로울 곤)의 囗(나라 국)을 '큰입구몸'이라고 한다.

(2) 글자 본래의 음과 뜻이 달라지는 부수 중 빈용(頻用)되는 예

亻 : 사람 인 → 사람인변	氵 : 물 수 → 삼수변
冫 : 얼음 빙 → 이수변	忄 : 마음 심 → 심방변
犭 : 개 견 → 개사슴록변	彳 : 조금 걸을 척 → 두인변
阝 : 언덕 부 → 좌부변	阝 : 고을 읍 → 우부방
亠 : 돼지해밑 두 → 돼지해머리	宀 : 집 면 → 갓머리
冖 : 덮을 멱 → 민머리	艸 : 풀 초 → 초두머리
灬 : 불 화 → 불화발(연화발)	辶 : 쉬엄쉬엄 갈 착 → 책받침
廴 : 길게 걸을 인 → 민책받침	疒 : 병들어 누울 역(녁) → 병질엄
虍 : 범 호 → 범호엄	厂 : 기슭 엄 → 민엄호
广 : 집 엄 → 엄호	凵 : 입벌릴 감 → 위튼입구몸
囗 : 나라 국 → 큰입구몸	

3. 필수 한의학 한자 1,333자[5]

1) 필수 한의학 한자 선정 방식

이 책의 가장 큰 목적은 한의학 입문자들에게 한의학 학습에 필요한 기본적 한자 및 한문 해독 능력을 갖추게 하는 것이다. 그래서 한의과대학 및 한의학전문대학원에 입학 후 처음 배우는 한의학 기초 과목인 중국과학기술사(의학편)[6]와 동의생리학 교과서[7]에 기재된 한자가 가장 먼저 익혀야 할 필수 글자라고 판단하고, 두 교과서에 수록된 한자를 모두 추출해 빈도수를 헤아린 후, 사용 합계가 10회 이상 되는 글자 중에서 너무 쉬운 일부 글자를 제외한 1,333자를 필수 한의학 한자로 선정하였다.

그런데 1,333자 중에는 일반적으로 많이 사용하는 한자와 한의학 전문 한자가 뒤섞여 있다. 한자 2급 이하의 한자와 겹치는 글자도 많다. 즉 여기서 말하는 필수 한의학 한자란 한의학 교재에 자주 나오는 한자란 의미지 한의학에서만 사용하는 한자란 의미는 아니다.

2) 한자별 용례(用例) 선정 및 해설 방식

(1) 필수 한의학 한자 선정 이유와 마찬가지로 우선 중국과학기술사(의학편)와 동의생리학 교과서에 기재된 한자 단어를 막힘없이 읽을 수 있는 능력을 갖추는 것이 중요하다고 판단하였다. 이에 두 교과서에 기재된 한자

5 참고 자료는 부산대학교 한의학전문대학원 정책연구 - 2009 - 제 5 과제인 "한의학교육입문검사에 한의학특성 반영 방안 연구 (연구책임자 백진웅, 참여연구원 권영규 이병욱)" 임.

6 요육군(廖育群) 외 2인 공저(共著), 박현국 외 2인 공역(共譯). 중국과학기술사(의학편). 일중사. 2007.

7 전국한의과대학 생리학 교수 공저(共著). 동의생리학. 집문당. 2008.

단어 중에서 각 한자별 용례를 두 개씩 찾아 제시하였다. 다만 두 교과서에서 적당한 용례를 찾지 못했을 때에는 한의학 사전류나 국어사전류에서 찾아 보충하였다.

(2) 이 책이 한의학 입문자용임을 고려해 용례 중에는 일반적 한의학 학술용어는 물론이고 앞으로 자주 접하게 될 명의(名醫)로 이름난 역대 한의학자와 그들의 저서명, 한약재 이름, 혈 자리 이름 등 고유명사를 많이 포함시켰다.

(3) 용례를 제시하는 주요 목적은 한자 이해에 도움을 주고 또 교과서에 기재된 한자 단어에 익숙해지는 것이므로 용례 해설은 가급적 간략하게 하였다. 또 일반적으로 널리 사용하는 한자 단어의 경우에는 해설을 생략하기도 하였다. 혹시 자세한 뜻이 궁금한 한의학 전문 용어가 있다면 전문사전류를 참고하기 바란다.

3) 효율적으로 용례를 학습하는 방법

(1) 처음에는 용례로 제시된 단어를 읽는 연습만 하고 넘어간다.
(2) 용례에 모르는 글자가 있어도 한 번 눈에 익혀두고 그냥 넘어간다. 필수 한의학 한자를 모두 익히고 나면 대부분 알게 될 것이기 때문이다.
(3) 필수 한의학 한자를 모두 익히고 나면 이어지는 편인 「4. 단어 문법」편을 학습한다.
(4) 다시 돌아와 「4. 단어 문법」편에서 익힌 내용을 상기하며 용례에 제시된 단어의 구조와 해설을 이해한다.

4) 필수 한의학 한자 1,333자의 정렬 방식

(1) 가나다 순으로 정렬하였다.

(2) 한글 발음이 같은 글자들은 부수 순서대로 정렬하고, 부수도 같을 경우에는 총획수가 많아지는 순서로 정렬하였다.

(3) 각 글자마다 연번 / 한자 / 뜻과 음 / 부수 / 총획수 / 용례의 순서로 정리하였다.

예	假	거짓 가	人	11	• 假令(가령) : 가정해서 말하자면 • 假熱(가열) : 실제 원인은 차가움인데 열인 것처럼 드러나는 증상

(4) 두음법칙을 따라 'ㄹ' 로 시작되는 단어의 경우는 'ㄴ'이나 'ㅇ'으로 바꾸어 정렬하였다.

(5) 여러 개의 뜻과 음을 가진 글자의 경우, 그 뜻과 음을 모두 표기한 것이 아니라 한의학에서 자주 사용하는 뜻과 음만 표기하였다. 그리고 음이 두 개 이상인 글자는 학습자의 편리를 위해 각각의 음 위치에 중복해서 표기하되 주로 사용하는 음에는 연번을 붙이고 그렇지 않은 음에는 '※' 표시를 붙여 구분하였다.

(6) 여러 가지 뜻을 가진 글자의 경우에도 대표적 뜻 하나만 표기하였다. 입문자임을 고려해 쉽게 학습할 수 있도록 하기 위해서다.

5) 필수 한의학 한자 1,333자

ㄱ

	한자	뜻/음	부수	총획	용 례
1.	假	거짓 가	人	11	• 假令(가령) : 가정해서 말하자면 • 假熱(가열) : 실제 원인은 차가움인데 열인 것처럼 드러나는 증상
2.	嘉	아름다울 가	口	14	• 喩嘉言(유가언) : 청나라 때의 한의학자 • 嘉俳節(가배절) : 추석을 달리 이르는 말

	한자	뜻/음	부수	총획	용 례
3.	家	집 가	宀	10	• 道家(도가) : 노자와 장자 사상을 따르는 학파 • 胃家(위가) : 위, 소장, 대장 등 소화기의 통칭
4.	歌	노래 가	欠	14	• 穴性歌(혈성가) : 穴 자리와 그 성질을 외우기 쉽게 노래 형식으로 만든 것 • 藥性歌(약성가) : 약의 성질과 효능을 외우기 쉽게 노래 형식으로 만든 것
5.	街	거리 가	行	12	• 氣街(기가) : 穴 자리 중의 한 종류 • 街談巷說(가담항설) : 사람들 사이에 떠도는 이야기
6.	瘕	뱃병 가	疒	14	• 瘕聚(가취) : 뱃속의 덩어리 • 血瘕(혈가) : 아랫배에 어혈이 뭉친 증상
7.	刻	새길 각	刂 (刀)	8	• 百刻(백각) : 하루의 시간을 100등분한 옛 시간 단위 • 一刻(일각) : 백각이 1,440분이므로 일각은 약 14.4분
8.	各	각기 각	口	6	• 各家學說(각가학설) : 다양한 의학유파의 학설 • 各種(각종) : 여러 가지 종류
9.	脚	다리 각	月 (肉)	11	• 手脚(수각) : 손과 다리 • 脚氣(각기) : 다리가 붓는 증상
10.	覺	깨달을 각	見	20	• 感覺(감각) : 바깥의 자극을 알아차림 • 覺醒(각성) : 정신을 차림 혹은 깨달아 앎
11.	角	뿔 각	角	7	• 臭角(취각) : 냄새 맡는 감각. 즉 후각의 다른 말 • 角弓反張(각궁반장) : 활처럼 몸이 뒤로 젖혀지는 증상

	한자	뜻/음	부수	총획	용 례
12.	閣	누각 각	門	14	• 樓閣(누각) : 사방을 바라볼 수 있게 높이 지은 건축물 • 改閣(개각) : 정부의 내각을 개편함
13.	刊	책 펴낼 간	刂(刀)	5	• 刊行(간행) : 인쇄물을 출판함 • 刊刻(간각) : 글씨를 새김
14.	幹	줄기 간	干	13	• 幹線(간선) : 주요 구간 사이를 연결하는 선 • 根幹(근간) : 사물의 근본이나 가장 중심이 되는 부위
15.	癎	간질 간	疒	17	• 癲癎(전간) : 의식을 잃으며 경련성 발작을 하는 질환 • 癎風(간풍) : 전간(즉 간질)의 일종
16.	簡	대쪽 간	竹	18	• 吳簡(오간) : 송나라 때의 한의학자 • 簡單(간단) : 간략하고 단순함
17.	肝	간장 간	月(肉)	7	• 肝主疏泄(간주소설) : 간은 소통하고 발설하는 기능을 주관함 • 肝藏血(간장혈) : 간은 피를 저장함
18.	間	사이 간	門	12	• 腎間動氣(신간동기) : 두 신장 사이에서 움직이는 기운. 인체 生氣의 근원이 되는 元氣를 의미 • 劉河間(유하간) : 금원사대가(金元四大家) 중 한 사람
19.	渴	목마를 갈	氵(水)	12	• 煩渴(번갈) : 가슴속이 답답하고 목이 마른 증상 • 消渴(소갈) : 갈증이 나서 물을 많이 먹는 증상
20.	竭	다할 갈	立	14	• 枯竭(고갈) : 말라서 없어짐 • 精氣竭(정기갈) : 정기가 다 없어짐

	한자	뜻/음	부수	총획	용 례
21.	葛	칡 갈	艹 (艸)	13	• 葛根(갈근) : 한약재 중의 한 종류 • 葛藤(갈등) : 서로 상치되는 견해·처지·이해 따위의 차이로 생기는 충돌
22.	坎	구덩이 감	土	7	• 坎卦(감괘) : 주역의 팔괘 중의 하나 • 坎方(감방) : 팔괘 배치도에서 감괘가 위치한 방향
23.	感	느낄 감	心	13	• 外感(외감) : 외부 환경에 의해 질병이 발생함 • 相感(상감) : 서로 영향을 주고받음
24.	減	덜 감	氵 (水)	12	• 加減(가감) : 더함과 덜어냄 • 減退(감퇴) : 줄어듦
25.	甘	달 감	甘	5	• 辛酸鹹苦甘(신산함고감) : 맵고 시고 짜고 쓰고 단 맛 • 甘草(감초) : 한약재의 한 종류
26.	監	볼 감	皿	14	• 卑監(비감) : 운기학(運氣學)에서 土의 기운이 부족한 해 • 監査(감사) : 보고 검사함
27.	鑑	거울 감	金	22	• 東醫寶鑑(동의보감) : 조선 시대 허준이 저술한 한의학서 • 醫宗金鑑(의종금감) : 청나라 때 오겸이 지은 한의학서
28.	甲	첫째 천간 갑	田	5	• 甲子(갑자) : 중국의 육십년 주기의 첫 번째 해 • 爪甲(조갑) : 손톱과 발톱을 통틀어 이르는 말
29.	剛	굳셀 강	刂 (刀)	10	• 剛健(강건) : 마음이 곧고 뜻이 굳셈 • 剛柔(강유) : 굳셈과 부드러움

	한자	뜻/음	부수	총획	용례
30.	康	평안할 강	广	11	• 健康(건강) : 병이 없이 좋은 기능을 가진 상태 • 康命吉(강명길) : 조선 시대 한의학자
31.	强	강할 강	弓	12	• 虛實强弱(허실강약) : 허와 실의 강함과 약함 • 項强(항강) : 목 뒤가 뻣뻣한 증상
32.	江	강 강	氵(水)	6	• 江河(강하) : 강과 하천 • 江上(강상) : 강의 위
33.	綱	벼리 강	糸	14	• 綱領(강령) : 어떤 일의 근본 원칙 • 八綱(팔강) : 질병을 감별하는 여덟 가지 원칙
34.	腔	속이 빌 강	月(肉)	12	• 胸腹腔(흉복강) : 가슴과 배 내부의 빈 공간 • 體腔(체강) : 피부 안쪽 면과 장기 사이의 빈 공간
35.	薑	생강 강	艹(艸)	17	• 生薑(생강) : 한약재의 한 종류 • 乾薑(건강) : 생강을 말린 것
36.	講	익힐 강	言	17	• 講讀(강독) : 책을 읽고 뜻을 해설함 • 吳醫匯講(오의회강) : 청나라 때 당대열(唐大烈)이 쓴 한의학서
37.	降	내릴 강 항복할 항	阝(阜)	9	• 肅降(숙강) : 기를 맑혀 아래로 내려 보내는 작용 • 降伏(항복) : 적에게 굴복
38.	介	끼일 개	人	4	• 張介賓(장개빈) : 명나라 때의 한의학자(장경악) • 媒介(매개) : 중간에서 서로의 관계를 맺어 주는 일

한자	뜻/음	부수	총획	용례
39. 改	고칠 개	攵 (攴)	7	• 醫林改錯(의림개착) : 청나라 때 왕청임(王淸任)이 쓴 한의학서 • 改善(개선) : 잘못을 고쳐 좋게 함
40. 概	대개 개	木	15	• 槪念(개념) : 개별 현상에서 뽑아낸 공통점에 대한 종합적 생각 • 大槪(대개) : 대부분
41. 疥	옴 개	疒	9	• 乾疥(건개) : 가렵고 짓무르기도 하는 피부 증상 (옴) • 疥癬(개선) : 건개와 같은 말
42. 皆	모두 개	白	9	• 皆屬於肝(개속어간) : 모두 간에 속함 • 百病皆生於氣(백병개생어기) : 온갖 병이 모두 氣에서 생겨남
43. 蓋	덮을 개	艹 (艸)	14	• 華蓋(화개) : 穴 자리 중의 한 종류 • 膝蓋骨(슬개골) : 무릎 앞 한가운데의 오목한 뼈
44. 開	열 개	門	12	• 開闔樞(개합추) : 염과 닫음과 (가운데서) 조절함 • 開竅(개규) : 구멍이 열림
45. 客	손님 객	宀	9	• 邪客(사객) : 사기가 침범함 • 客氣(객기) : (정상적 기운을) 침범한 기운
46. 居	살 거	尸	8	• 起居有常(기거유상) : 일상생활이 일정함 • 居處(거처) : 사는 곳
47. 擧	들 거	手	18	• 擧動(거동) : 나서서 움직임 • 擧重(거중) : 무거운 것을 듦
48. 乾	하늘 건	乙	11	• 乾坤(건곤) : 하늘과 땅 • 乾咳(건해) : 마른기침

	한자	뜻/음	부수	총획	용 례
49.	健	튼튼할 건	人	11	• 健脾(건비) : 비(脾)의 기능을 튼튼하게 함 • 健忘(건망) : 기억을 잘 잊어버리는 증상
50.	建	세울 건	廴	9	• 建議(건의) : 의견(意見)을 말함 • 溫胃建中(온위건중) : 위(胃)를 따뜻하게 하고 소화기를 바로 세움
51.	檢	검사할 검	木	17	• 檢査(검사) : 사실을 살펴봄 • 檢閱(검열) : 검사하여 살펴봄
52.	怯	무서워할 겁	忄(心)	8	• 食怯(식겁) : 겁을 먹음 • 勇怯(용겁) : 용기와 겁
53.	格	법식 격	木	10	• 人格(인격) : 사람의 품격 • 格拒(격거) : (음과 양이) 서로 밀어냄
54.	膈	흉격 격	月(肉)	14	• 胸膈(흉격) : 가슴과 배의 사이 • 膈痰(격담) : 가슴에 막힌 가래
55.	堅	굳을 견	土	11	• 堅實(견실) : 단단하고 알참 • 堅成(견성) : 金의 기운이 태과한 상태
56.	甄	질그릇 견	瓦	14	• 甄權(견권) : 당나라 때의 한의학자
57.	肩	어깨 견	月(肉)	8	• 肩背(견배) : 어깨와 등 • 肩胛骨(견갑골) : 등 위쪽 부분의 한 쌍의 넓적한 뼈
58.	見	볼 견 나타날 현	見	7	• 識見(식견) : 학식과 견문 • 謁見(알현) : 귀한 사람을 찾아가 만남

	한자	뜻/음	부수	총획	용 례
59.	決	터질 결	氵(水)	7	• 決瀆(결독) : 몸 안의 물길을 잘 통하게 하는 기능 • 決斷(결단) : 결정을 내림
60.	潔	깨끗할 결	氵(水)	15	• 淸潔(청결) : 맑고 깨끗함 • 潔白(결백) : (마음이) 깨끗하고 흼
61.	結	맺을 결	糸	12	• 氣結(기결) : 기가 흐르지 않고 맺혀 있음 • 凝結(응결) : 엉기어 뭉침
62.	缺	이지러질 결	缶	10	• 缺乏(결핍) : 부족함 • 缺盆(결분) : 穴 자리 중의 한 종류
63.	訣	비방 결	言	11	• 祕訣(비결) : 자기만의 비밀스러운 방법 • 小兒藥證直訣(소아약증직결) : 송나라 때 전을(錢乙)이 저술한 한의학서
64.	兼	아우를 겸	八	10	• 兼備(겸비) : 여러 가지를 함께 갖추고 있음 • 兼任(겸임) : 다른 일과 함께 맡고 있는 임무
65.	謙	겸손할 겸	言	17	• 謙虛(겸허) : 겸손하게 자기를 낮춤 • 謙讓(겸양) : 겸손한 자세로 사양함
66.	京	서울 경	亠	8	• 北京(북경) : 중국의 수도 • 京骨(경골) : 穴 자리 중의 한 종류
67.	卿	벼슬 경	卩	12	• 張卿子(장경자) : 명나라 때의 한의학자 • 卿大夫(경대부) : 높은 벼슬아치
68.	庚	일곱째 천간 경	广	8	• 甲丙戊庚壬(갑병무경임) : 천간(天干) 중에서 陽干 • 庚時(경시) : 오후 5 ~ 6시

한자	뜻/음	부수	총획	용 례
69. 慶	경사 경	心	15	• 慶事(경사) : 기쁜 일 • 慶尙南道 梁山市 勿禁邑 凡魚里 (경상남도 양산시 물금읍 범어리)
70. 敬	공경할 경	攵(攴)	13	• 恭敬(공경) : 공손하고 정중함 • 尊敬(존경) : 높여 공경함
71. 景	햇볕 경	日	12	• 張景岳(장경악) : 명나라 때의 한의학자 • 陶弘景(도홍경) : 南朝의 양(梁)나라 때의 학자
72. 痙	힘줄 땅길 경	疒	12	• 痙攣(경련) : 근육이 떨리는 증상 • 痙證(경증) : 목이 뻣뻣해지면서 팔다리에 경련이 일어나는 증상
73. 硬	단단할 경	石	12	• 脚硬(각경) : 다리가 뻣뻣해짐 • 硬直(경직) : 굳어서 뻣뻣해짐
74. 經	세로줄 경	糸	13	• 經脈(경맥) : 인체 내 기혈의 순환 통로 • 經絡(경락) : 인체 내의 경맥과 낙맥
75. 莖	줄기 경	⺿(艸)	11	• 陰莖(음경) : 남자의 외성기 • 莖中痛(경중통) : 음경이 아픈 증상
76. 輕	가벼울 경	車	14	• 輕視(경시) : 가볍게 봄 • 輕重(경중) : 가벼움과 무거움
77. 鏡	거울 경	金	19	• 望遠鏡(망원경) : 먼 곳을 보는 안경 • 眼鏡(안경)
78. 頸	목 경	頁	16	• 頸項(경항) : 목 • 頸椎(경추) : 척추 뼈 중 목 부분을 구성하는 뼈

	한자	뜻/음	부수	총획	용례
79.	驚	놀랄 경	馬	23	• 驚悸(경계) : 잘 놀라고 가슴이 두근거리는 증상 • 喜怒憂思悲恐驚(희노우사비공경) : 기쁨과 분노와 근심과 생각과 슬픔과 두려움과 놀람
80.	係	묶을 계	亻	9	• 肝係(간계) : 간과 직접 연결되어 있는 기관과 조직 • 協關係(협관계) : 협력 관계
81.	啓	열 계	口	11	• 啓陳(계진) : 묵은 것을 열어젖힘 • 啓脾散(계비산) : 한약 처방 중의 한 종류
82.	季	끝 계	子	8	• 季夏(계하) : 음력 六月의 별칭 • 季脇(계협) : 가슴 옆 부분의 제 11, 12 연골 부위
83.	悸	두근거릴 계	忄(心)	11	• 心悸(심계) : 심장이 저절로 두근거리는 증상 • 驚悸(경계) : 잘 놀라고 가슴이 두근거리는 증상
84.	桂	계수나무 계	木	10	• 葉桂(섭계) : 청나라 때의 한의학자인 섭천사(葉天士)의 본명 • 桂枝湯(계지탕) : 한약 처방 중의 한 종류
85.	溪	시내 계	氵(水)	13	• 朱丹溪(주단계) : 금원사대가 중 한 사람 • 解谿(해계) : 穴 자리 중의 한 종류
86.	界	경계 계	田	9	• 自然界(자연계) : 원래부터 있는 모든 세계 • 限界(한계) : 제한된 범위
87.	癸	열째 천간 계	癶	9	• 天癸(천계) : 2차 성징(性徵)을 일으키는 물질 혹은 그 시기 • 乙丁己辛癸(을정기신계) : 천간(天干) 중 陰干

	한자	뜻/음	부수	총획	용 례
88.	系	이을 계	糸	7	• 體系(체계) : 일정한 원리에 의해 통일되게 묶은 전체 • 系統(계통) : 일정한 체계에 의해 묶인 통일된 조직
89.	繫	맬 계	糸	19	• 連繫(연계) : 이어서 맴 • 繫留(계류) : 붙잡아 매어 놓음
90.	繼	계속될 계	糸	20	• 楊繼洲(양계주) : 명나라 때의 한의학자 • 繼續(계속) : 이어짐
91.	鷄	닭 계	鳥	21	• 鷄胸(계흉) : 새가슴 • 群鷄一鶴(군계일학) : 닭 무리 중에 섞여 있는 한 마리의 학
92.	古	옛 고	口	5	• 上古天眞論(상고천진론) : 黃帝內經 素問의 한 篇 • 古代(고대) : 옛 시대
93.	固	굳을 고	囗	8	• 固密(고밀) : 견고하고 치밀함 • 固攝(고섭) : 끌어당겨 단단하게 지킴
94.	庫	곳집 고	广	10	• 倉庫(창고) : 문서나 재물을 넣어 저장하는 곳 • 府庫(부고) : 창고와 같은 말
95.	故	옛 고	攵(攴)	9	• 溫故(온고) : 옛 것을 익힘 • 破故紙(파고지) : 한약재 중의 한 종류
96.	枯	마를 고	木	9	• 枯渴(고갈) : 말라서 없어짐 • 枯澁(고삽) : 마르고 껄끄러움
97.	考	살필 고	考	6	• 考察(고찰) : 깊이 살피고 관찰함 • 奇經八脈考(기경팔맥고) : 명나라 때 이시진(李時珍)이 저술한 한의학서

	한자	뜻/음	부수	총획	용례
98.	股	넓적다리 고	月	8	• 陰股(음고) : 안쪽 넓적다리 • 股癬(고선) : 안쪽 넓적다리 쪽에 생긴 옴
99.	膏	살찔 고	月	14	• 膏粱珍味(고량진미) : 기름지고 맛있는 음식 • 瓊玉膏(경옥고) : 한약 처방 중의 한 종류
100.	苦	쓴맛 고	艹 (艸)	9	• 苦味(고미) : 쓴맛 • 苦寒(고한) : 쓰고 차가움 혹은 모진 추위
101.	蠱	독벌레 고	虫	23	• 蠱毒(고독) : 기생충의 감염으로 인한 배가 붓는 병 • 蠱惑(고혹) : 남의 마음을 흐리게 함
102.	顧	돌아볼 고	頁	21	• 回顧(회고) : 뒤를 돌아봄 • 顧客(고객) : 방문한 손님
103.	高	높을 고	高	10	• 高熱(고열) : 높은 열 • 高明(고명) : 고상하고 현명함
104.	杲	밝을 고	木	8	• 李杲(이고) : 금원사대가(金元四大家) 중의 한 사람. 호(號)는 이동원(李東垣)
105.	曲	굽을 곡	曰	6	• 曲直(곡직) : 굽음과 바름 • 歪曲(왜곡) : 비뚤어지고 굽음
106.	穀	곡식 곡	禾	15	• 水穀之氣(수곡지기) : 물과 곡식의 기운 • 穀氣(곡기) : 곡식의 기운
107.	谷	골짜기 곡	谷	7	• 水谷(수곡) : 수곡(水穀 : 음식물)과 같은 말 • 溪谷(계곡) : 물이 흐르는 골짜기

	한자	뜻/음	부수	총획	용 례
108.	坤	땅 곤	土	8	• 坤卦(곤괘) : 주역 팔괘(八卦) 중의 하나 • 坤道(곤도) : 땅의 이치 혹은 음(陰)의 이치
109.	骨	뼈 골	骨	10	• 骨髓(골수) : 뼈 안을 채우고 있는 부드러운 조직 • 筋骨(근골) : 근육과 뼈
110.	公	공평할 공	八	4	• 扁鵲倉公列傳(편작창공열전) : 사기(史記)의 한 章 • 公開(공개) : 여러 사람에게 널리 알림
111.	功	공로 공	力	5	• 氣功(기공) : 氣를 다스리는 수련 • 功能(공능) : 기능 혹은 작용
112.	孔	구멍 공	子	4	• 孔竅(공규) : 구멍 (인체에서는 눈, 코, 귀, 입 등을 지칭) • 汗孔(한공) : 땀구멍
113.	恐	두려울 공	心	10	• 喜怒悲思憂驚恐(희노비사우경공) : 기쁨과 분노와 슬픔과 생각과 근심과 놀람과 두려움 • 恐懼(공구) : 두려워함
114.	攻	공격할 공	攵(攴)	7	• 攻邪(공사) : 사기(邪氣)를 공격함 • 攻防(공방) : 공격과 방어
115.	空	빌 공	穴	8	• 骨空(골공) : 뼈의 구멍 • 空竅(공규) : 구멍 (인체에서는 눈, 코, 귀, 입 등을 지칭)
116.	果	나무열매 과	木	8	• 白果(백과) : 한약재 중의 한 종류 • 果皮(과피) : 열매의 껍질

	한자	뜻/음	부수	총획	용례
117.	科	과정 과	禾	9	• 幼科(유과) : 소아과 • 麻科會通(마과회통) : 조선 시대 정약용이 쓴 한의학서
118.	過	지날 과	辶(辵)	13	• 太過(태과) : 아주 심함 • 月經過多(월경과다) : 생리량이 지나치게 많음
119.	裹	감쌀 과	衣	14	• 脾主裹血(비주과혈) : 脾는 피가 혈맥 안을 흘러가도록 통솔하는 역할을 담당함 • 裹紙(과지) : 포장지
120.	踝	복사뼈 과	足	15	• 足踝(족과) : 복사뼈 • 內踝(내과) : 안쪽 복사뼈
121.	廓	둘레 곽	广	14	• 胸廓(흉곽) : 가슴을 둘러싸고 있는 뼈대 • 八廓(팔곽) : 눈을 여덟 부위로 나눈 것
122.	郭	성곽 곽	阝(邑)	11	• 城郭(성곽) : 성(城)과 같은 말 • 郭公(곽공) : 뻐꾸기
123.	霍	빠를 곽	雨	16	• 霍亂(곽란) : 갑자기 구토하고 설사하는 증상 • 霍氣(곽기) : 곽란(霍亂)과 같은 말
124.	官	벼슬 관	宀	8	• 器官(기관) : 생물 내부의 형태적으로 독립적인 구조물 • 五官(오관) : 눈, 혀, 입, 코, 귀를 합쳐 이르는 말
125.	灌	물 댈 관	氵(水)	21	• 灌注(관주) : 필요한 물을 공급하는 것 • 灌漑(관개) : 관주와 같은 말
126.	管	대롱 관	竹	14	• 血管(혈관) : 동물 내부에서 피가 흘러가는 통로 • 脈管(맥관) : 혈관과 같은 말

한자	뜻/음	부수	총획	용례
127. 觀	볼 관	見	25	• 總體觀(총체관) : 전체를 구성하고 있는 부분을 모아 하나의 통일체로 보는 관점 • 韓醫學觀(한의학관) : 한의학에 대한 관점
128. 貫	꿰뚫을 관	貝	11	• 貫流(관류) : 꿰뚫어 흐름 • 醫貫(의관) : 명나라 때 조헌가(趙獻可)가 쓴 한의학서
129. 關	빗장 관	門	19	• 五臟相關(오장상관) : 오장은 서로 연관되어 있음 • 腰陽關(요양관) : 穴 자리 중의 한 종류
130. 館	객사 관	食	17	• 圖書館(도서관) : 책을 모아둔 건물 • 博物館(박물관) : 많은 물건을 모아둔 건물
131. 括	묶을 괄	扌(手)	9	• 概括(개괄) : 대강 추려냄 • 總括(총괄) : 모아서 묶음
132. 光	빛 광	儿	6	• 光明(광명) : 밝고 환함 혹은 穴 자리 중의 한 종류 • 眼光(안광) : 눈의 빛
133. 廣	넓을 광	广	15	• 廣濟說(광제설) : 조선 시대 이제마가 쓴 동의수세보원의 한 章 • 廣腸(광장) : 항문과 같은 말
134. 狂	미칠 광	犭(犬)	7	• 狂症(광증) : 미친 증상 • 癲狂(전광) : 정신이 이상해진 증상
135. 胱	오줌통 광	月	10	• 膀胱(방광) : 소변의 저장과 배출을 담당하는 장기 • 膀胱炎(방광염) : 방광에 생긴 염증

한자	뜻/음	부수	총획	용례
136. 卦	걸 괘	卜	8	• 坎卦(감괘) : 주역 팔괘(八卦) 중의 하나 • 卦象(괘상) : 음효(陰爻, --)와 양효(陽爻, ㅡ)의 상하 중첩으로 만는 기호
137. 乖	어그러질 괴	丿	8	• 乖離(괴리) : 어그러져 떨어짐 • 陰陽乖戾(음양괴려) : 음과 양이 어그러짐
138. 虢	나라이름 괵	虍	15	• 虢太子(괵태자) : 괵 나라의 태자
139. 肱	팔뚝 굉	月	8	• 曲肱(곡굉) : 팔을 굽힘 • 枕肱(침굉) : 팔을 벰
140. 巧	기교 교	工	5	• 技巧(기교) : 솜씨가 아주 묘함 • 精巧(정교) : 정밀하고 교묘함
141. 敎	가르칠 교	攵(攴)	11	• 胎敎(태교) : 임신 때 배속 태아를 위한 몸조리 방법 • 敎育(교육) : 가르치고 기름
142. 校	학교 교	木	10	• 同濟醫學校(동제의학교) : 조선 고종이 설립한 한의학 교육 기관
143. 蹻	발돋움할 교	足	19	• 蹻脈(교맥) : 기경팔맥(奇經八脈) 중에서 음교맥(陰蹻脈)과 양교맥(陽蹻脈) • 按蹻(안교) : 안마
144. 久	오랠 구	丿	3	• 久病(구병) : 앓은 지 오래된 병 • 持久力(지구력) : 오래 지속되는 힘
145. 俱	함께 구	亻	10	• 陰陽俱虛(음양구허) : 음과 양이 모두 다 허함 • 俱備(구비) : 골고루 갖춤

	한자	뜻/음	부수	총획	용 례
146.	具	갖출 구	八	8	• 道具(도구) : 일을 할 때 사용하는 물건이나 방법 • 具現(구현) : 구체적으로 나타남
147.	嘔	토할 구	口	14	• 乾嘔(건구) : 소리만 나고 胃內 내용물은 나오지 않는 헛구역질 • 嘔吐(구토) : 소리도 나고 胃內 내용물도 나오는 증상
148.	拘	잡을 구	扌(手)	8	• 拘急(구급) : 팔다리 근육이 수축되며 경련이 일어나는 증상 • 拘攣(구련) : 구급(拘急)과 같은 말
149.	救	구원할 구	攵(攴)	11	• 鄕藥救急方(향약구급방) : 고려 시대에 편찬된 한의서 • 救急(구급) : 급히 구원함
150.	求	찾아구할 구	水	7	• 同氣相求(동기상구) : 비슷한 기운끼리 서로 찾아 모임 • 求嗣(구사) : 자손을 얻는 법
151.	灸	뜸 구	火	7	• 鍼灸(침구) : 침과 뜸 • 陰陽十一脈灸經(음양십일맥구경) : 漢代 무덤인 마왕퇴에서 출토된 의서
152.	究	연구할 구	穴	7	• 硏究(연구) : 깊이 생각하여 따져 봄 • 究原心腎丸(구원심신환) : 한약 처방 중의 한 종류
153.	舊	옛 구	臼	18	• 親舊(친구) : 가깝고 오래됨 • 舊態(구태) : 옛 모습
154.	鉤	갈고리 구	金	13	• 鉤脈(구맥) : 여름에 특징적인 맥의 상태 • 釣鉤藤(조구등) : 한약재 중의 한 종류

	한자	뜻/음	부수	총획	용 례
155.	國	나라 국	囗	11	• 春秋戰國時代(춘추전국시대) : BC 8 ~ 3세기까지의 중국의 혼란 시대
156.	局	판국 국	尸	7	• 臟局(장국) : 사상체질의학에서 같은 사상적(四象的) 속성을 가진 인체 기관을 통칭하는 말 • 太平惠民和劑局方(태평혜민화제국방) : 송나라 때 출판된 한의학서
157.	鞠	기를 국	革	17	• 吳鞠通(오국통) : 청나라 때의 한의학자
158.	君	임금 군	口	7	• 君主之官(군주지관) : 임금 역할을 하는 기관 • 君火(군화) : 심화(心火)를 가리키는 말
159.	群	무리 군	羊	13	• 群衆(군중) : 무리지어 있는 사람들 • 症候群(증후군) : 여러 가지 증상들의 조합
160.	軍	군사 군	車	9	• 將軍之官(장군지관) : 장군과 같은 기관 • 軍隊(군대) : 군사들의 집단
161.	郡	고을 군	阝(邑)	10	• 機張郡(기장군) : 부산시의 북동쪽에 있는 郡 • 郡民(군민) : 郡에 사는 주민
162.	屈	굽을 굴	尸	8	• 屈伸(굴신) : 굽힘과 폄 • 屈伸不利(굴신불리) : 굽히고 펴는 동작이 불편함
163.	宮	집 궁	宀	10	• 胞宮(포궁) : 자궁(子宮) • 聽宮(청궁) : 穴 자리 중의 한 종류
164.	倦	게으를 권	亻	10	• 勞倦(노권) : 피로하고 권태로움 • 倦怠(권태) : 게으름
165.	卷	책 권	㔾	8	• 卷頭(권두) : 책의 첫머리 • 卷柏(권백) : 한약재 중의 한 종류

	한자	뜻/음	부수	총획	용 례
166.	權	저울추 권	木	22	• 權衡(권형) : 저울 • 用藥權變(용약권변) : (병에 따라) 약 사용을 달리함
167.	厥	그 궐	厂	12	• 厥氣(궐기) : 비정상적으로 운행하는 기운 • 足厥陰肝經(족궐음간경) : 12경맥 중의 하나
168.	匱	함 궤	匚	14	• 金匱要略(금궤요략) : 後漢代 장중경이 쓴 내용을 선별해 宋代에 편찬한 한의학서 • 金匱眞言論(금궤진언론) : 황제내경의 한 篇
169.	歸	돌아갈 귀	止	18	• 五行歸類(오행귀류) : 모든 사물을 오행 속성에 따라 다섯 가지로 분류함 • 歸脾湯(귀비탕) : 한약 처방 중의 한 종류
170.	貴	귀할 귀	貝	12	• 富貴(부귀) : 부유하고 귀함 • 貴賤(귀천) : 귀함과 천함
171.	鬼	귀신 귀	鬼	10	• 鬼門(귀문) : 땀구멍 • 瘟鬼(온귀) : 전염병을 퍼뜨리는 귀신
172.	龜	거북 귀(구) 틀 균	龜	16	• 龜板(귀판) : 한약재의 한 종류 • 龜裂(균열) : 갈라져 터짐
173.	竅	구멍 규	穴	18	• 孔竅(공규) : 구멍 (인체에서는 눈, 코, 귀, 입 등을 지칭) • 九竅(구규) : 눈, 코, 귀, 입, 항문, 요도의 아홉 구멍
174.	葵	해바라기 규	艹 (艸)	13	• 冬葵子(동규자) : 한약재 중의 한 종류 • 葵子(규자) : 동규자와 같은 말

	한자	뜻/음	부수	총획	용 례
175.	規	법 규	見	11	• 規律(규율) : 행동의 기준이 되는 법칙 • 規定(규정) : 법을 정함
※	龜	틀 균 거북 귀(구)	龜	16	• 龜裂(균열) : 갈라져 터짐 • 龜板(귀판) : 한약재의 한 종류
176.	克	이길 극	儿	7	• 相生相克(상생상극) : 서로 생함과 서로 제약함 • 克服(극복) : 이겨서 복종시킴
177.	剋	이길 극	刂(刀)	9	• 生剋(생극) : 생함과 제약함 • 剋減(극감) : 깎아 내어 줄임
178.	極	다할 극	木	13	• 太極(태극) : 천지가 나뉘기 전의 태초의 상태 혹은 우주의 궁극적 본체 • 無極(무극) : 끝이 없음 혹은 태극의 또 다른 말
179.	根	뿌리 근	木	10	• 無根之火(무근지화) : 근본이 없는 (병적인) 火氣 • 葛根(갈근) : 칡뿌리
180.	筋	힘줄 근	竹	12	• 經筋(경근) : 근육에 분포된 경맥(經脈) • 肝主筋(간주근) : 간은 근(筋)의 활동을 주관함
181.	禁	금할 금	示	13	• 房事禁忌(방사금기) : 성관계를 금함 • 小便失禁(소변실금) : 소변을 참지 못하고 자기도 모르게 지림

	한자	뜻/음	부수	총획	용 례
182.	禽	날짐승 금	内	13	• 五禽戱(오금희) : 화타(華陀)가 만든 氣 체조법 • 禽獸(금수) : 날짐승과 길짐승
183.	及 급	미칠 급	又	4	• 不及(불급) : 미치지 못함 • 過猶不及(과유불급) : 지나치면 부족한 것만 못함
184.	急	급할 급	心	9	• 暴急(폭급) : 사납고 급함 • 牙關緊急(아관긴급) : 경직돼 입을 벌리지 못하는 증상
185.	肯	옳게 여길 긍	肉	8	• 首肯(수긍) : 고개를 끄덕여 옳다고 인정함 • 肯定(긍정) : 옳다고 인정함
186.	伎	재주 기	亻	6	• 伎巧出焉(기교출언) : 교묘한 재주가 나옴 • 伎倆(기량) : 뭔가를 할 수 있는 재주
187.	器	그릇 기	口	16	• 藏器(장기) : 동물 몸속의 여러 기관 • 陰器(음기) : 외생식기(外生殖器)
188.	基	터 기	土	11	• 基礎(기초) : 바탕이 되는 토대 • 基準(기준) : 바탕이 되는 법
189.	奇	기이할 기	大	8	• 奇經八脈(기경팔맥) : 12개의 정경(正經)에 대비되는 8개의 경맥(經脈) • 奇恒之腑(기항지부) : 五臟六腑에 대비되는 6개의 인체 기관 즉 뇌(腦)·수(髓)·골(骨)·맥(脈)·담(膽)·여자포(女子胞)
190.	岐	갈림길 기	山	7	• 岐路(기로) : 갈림길 • 岐伯(기백) : 황제내경에 등장하는 주요 인물 중 한 명
191.	己	자기 기	己	3	• 一己(일기) : 자기 한 몸 • 薛己(설기) : 명나라 때의 한의학자

	한자	뜻/음	부수	총획	용 례
192.	忌	꺼릴 기	心	7	• 治病禁忌(치병금기) : 병을 치료할 때 금지하고 피해야 할 사항 • 忌避(기피) : 꺼리어 피함
193.	技	재주 기	扌(手)	7	• 技巧(기교) : 교묘한 재주 • 技術(기술) : 재주 있는 방법이나 능력
194.	旣	이미 기	无	11	• 水火旣濟(수화기제) : 水와 火가 이미 서로 도움 • 旣存(기존) : 이미 있음
195.	期	기약할 기	月(肉)	12	• 期門(기문) : 穴 자리 중의 한 종류 • 月經先期(월경선기) : 월경이 예정된 날짜보다 빠름
196.	機	틀 기	木	16	• 氣機(기기) : 기의 활동 기전 • 地機(지기) : 穴 자리 중의 한 종류
197.	氣	기운 기	气	10	• 營氣(영기) : 경맥 내부를 운행하는 기운 • 衛氣(위기) : 경맥 외부를 운행하는 기운
198.	紀	벼리 기	糸	9	• 天元紀大論(천원기대론) : 황제내경의 한 篇 • 紀綱(기강) : 규율과 법도
199.	肌	살 기	月	6	• 肌肉(기육) : 피부를 뺀 인체의 살 • 肌表(기표) : 기육과 피부
200.	記	기록할 기	言	10	• 禮記(예기) : 유교경전(儒敎經典)의 하나 • 一期(일기) : 한 번의 주기
201.	起	일어날 기	走	10	• 早起(조기) : 아침에 일찍 일어남 • 起居調攝(기거조섭) : 일상생활을 조절함

	한자	뜻/음	부수	총획	용 례
202.	飢	배고플 기	食	11	• 飢飽(기포) : 배고픔과 배부름 • 飢餓(기아) : 굶주림
203.	饑	배고플 기	食	21	• 善饑(선기) : 자주 배가 고픔 • 饑餓(기아) : 굶주림
204.	芪	단너삼 기	艹(艸)	8	• 黃芪(황기) : 한약재 중의 한 종류 • 蔘芪湯(삼기탕) : 한약 처방 중의 한 종류
205.	緊	긴요할 긴	糸	14	• 緊脈(긴맥) : 긴장된 맥 • 緊要(긴요) : 꼭 필요함
206.	吉	길할 길	口	6	• 尹吉榮(윤길영) : 한국의 한의학자 • 吉凶(길흉) : 좋음과 나쁨
207.	金	쇠 금	金	8	• 木火土金水(목화토금수) : 나무와 불과 흙과 쇠와 물 • 千金方(천금방) : 唐代 손사막(孫思邈)이 쓴 한의학서

ㄴ

	한자	뜻/음	부수	총획	용 례
208.	羅	새그물 나(라)	罒	19	• 羅列(나열) : 글이나 물건 등을 죽 늘어놓음 • 網羅(망라) : 널리 빠짐없이 모음
209.	樂	즐거울 낙(락)	木	15	• 喜怒哀樂(희로애락) : 기쁨과 노여움과 슬픔과 즐거움 • 音樂(음악)
210.	落	떨어질 낙(락)	艹(艸)	13	• 日落(일락) : 해가 짐 • 落枕(낙침) : 베개에서 떨어짐, 즉 잠자는 자세 등의 이유로 목 근육이 아픈 증상
211.	絡	엮을 낙(락)	糸	12	• 經絡(경락) : 氣血의 순환 통로인 經脈과 絡脈 • 絡脈(낙맥) : 경맥에서 갈라져 나온 작은 맥
212.	亂	어지러울 난(란)	乙	13	• 霍亂(곽란) : 갑자기 구토하고 설사하는 증상 • 混亂(혼란) : 섞여서 어지러움
213.	蘭	난초 난(란)	艹(艸)	21	• 蘭室秘藏(난실비장) : 금(禁)나라 때 이고(李杲)가 쓴 한의학서 • 澤蘭(택란) : 한약재 중의 한 종류
214.	暖	따뜻할 난	日	13	• 溫暖(온난) : 따뜻함 • 暖肝煎(난간전) : 한약 처방 중의 한 종류
215.	難	어려울 난	隹	19	• 難經(난경) : 後漢 이후에 출간된 것으로 추정되는 한의학서 • 難産(난산) : 어려운 출산
216.	南	남쪽 남	十	9	• 臨證指南醫案(임증지남의안) : 淸代 섭계(葉桂)가 편찬하고 제자 화수운(華岫雲) 등이 간행한 한의학서 • 南星(남성) : 한약재 중의 한 종류

	한자	뜻/음	부수	총획	용례
217.	納	들일 납	糸	10	• 受納(수납) : 받아서 넣어 둠 • 納氣(납기) : 기운을 받아들임
218.	囊	주머니 낭	口	22	• 囊腫(낭종) : 음낭이 부음 • 囊縮(낭축) : 음낭과 고환이 오그라드는 증상
219.	郎	사내 낭(랑)	阝(阜)	9	• 郎君(낭군) : 남편이나 남자 애인을 높여 부르는 말 • 正郎(정랑) : 조선 시대 벼슬의 한 종류
220.	乃	이에 내	丿	2	• 終乃(종내) : 마침내 • 乃至(내지) : 혹은
221.	來	올 내(래)	人	8	• 往來(왕래) : 오고 감 • 招來(초래) : 불러서 오게 함
222.	內	안 내	入	4	• 內傷(내상) : 내부가 손상됨 혹은 내부적 원인으로 손상됨 • 黃帝內經(황제내경) : 춘추전국 시대에 형성된 것으로 알려진 가장 오래된 한의학서
223.	冷	찰 냉(랭)	冫	7	• 厥冷(궐랭) : 팔다리가 차가워지는 증상 • 腰脊冷痛(요척냉통) : 허리부분이 차가우며 아픈 증상
224.	年	해 년	干	6	• 天年(천년) : 타고난 수명 • 每年(매년) : 해마다
225.	勞	일할 노(로)	力	12	• 房勞(방로) : 과다한 성관계로 인한 피로 • 心勞(심로) : 마음이 수고로움
226.	怒	성낼 노	心	9	• 喜怒悲思憂驚恐(희노비사우경공) : 기쁨과 분노와 슬픔과 생각과 근심과 놀람과 두려움 • 憤怒(분노): 화를 냄

	한자	뜻/음	부수	총획	용례
227.	盧	성씨 노(로)	皿	16	• 盧重禮(노중례) : 조선 시대의 한의학자 • 盧生之夢(노생지몽) : 노생의 꿈(인생의 덧없음)
228.	老	늙을 노(로)	老	6	• 老衰(노쇠) : 늙고 약해짐 • 生老病死(생로병사) : 태어나고 늙고 병들고 죽음
229.	路	길 노(로)	足	13	• 經絡路線(경락노선) : 경락이 흐르는 노선 • 經路(경로) : 길이나 일의 순서
230.	露	이슬 노(로)	雨	21	• 寒露(한로) : 24절기 중 하나 • 霧露(무로) : 안개와 이슬
231.	顱	머리뼈 노(로)	頁	25	• 顱顖經(노신경) : 후한(後漢) 때 위신(衛汛)이 쓴 한의학서 • 顱頂骨(노정골) : 두정골(頭頂骨)
232.	祿	녹봉 녹(록)	示	13	• 國祿(국록) : 나라에서 주는 녹봉 • 祿俸(녹봉) : 국가가 관리에게 주던 물질적 급여
233.	錄	기록할 녹(록)	金	16	• 記錄(기록) : 어떤 사실을 적어둠 • 傳忠錄(전충록) : 明代 장개빈이 쓴 경악전서의 한 篇
234.	論	논할 논(론)	言	15	• 辨證論治(변증논치) : 증상을 변별해서 치료를 결정함 • 傷寒論(상한론) : 後漢代 장중경(張仲景)이 쓴 한의서
235.	聾	귀먹을 농(롱)	耳	22	• 耳聾(이롱) : 소리를 듣지 못하는 증상 • 聾啞(농아) : 듣지도 말하지도 못하는 사람
236.	膿	고름 농	月(肉)	17	• 排膿(배농) : 고름을 배출함 • 蓄膿症(축농증) : 코 속 공간에 고름이 차 있는 증상

한자	뜻/음	부수	총획	용 례
237. 農	농사 농	辰	13	• 農民(농민) : 농사를 짓는 사람 • 農村(농촌) : 마을 사람들이 농사를 주로 짓는 마을
238. 腦	골 뇌	月(肉)	13	• 腦髓(뇌수) : 뇌와 같은 말 • 腦鳴(뇌명) : 머릿속에서 소리가 나는 증상
239. 雷	우레 뇌(뢰)	雨	13	• 雷聲(뇌성) : 천둥소리 • 附和雷同(부화뇌동) : 우레 소리에 맞춰 함께 함
240. 樓	다락 누(루)	木	15	• 望樓(망루) : 주변을 살펴볼 수 있는 건축물 • 慶會樓(경회루) : 경복궁 내부의 누각(樓閣)
241. 漏	샐 누(루)	氵(水)	14	• 崩漏(붕루) : 생리 이외의 비정상적 출혈 • 早漏(조루) : 남성의 사정(射精)이 제어되지 않고 빨리 이루어지는 증상
242. 衄	코피 육(뉵)	血	10	• 鼻衄(비뉵) : 코피 • 衄血(뉵혈) : 코피
243. 能	능할 능	月(肉)	10	• 不能遠視(불능원시) : 멀리 보지 못함 • 飢不能食(기불능식) : 배는 고프나 먹지를 못함
244. 陵	큰 언덕 능(릉)	阝(阜)	11	• 大陵(대릉) : 穴 자리 중의 한 종류 • 武陵桃源(무릉도원) : 전설 속의 낙원
245. 膩	기름 니	月(肉)	16	• 膩苔(니태) : 미끈한 기름 때 같은 설태(舌苔) • 黃膩苔(황니태) : 노란 색 기름 때 같은 설태(舌苔)

ㄷ

	한자	뜻/음	부수	총획	용 례
246.	丹	붉을 단	丶	4	• 丹田(단전) : 도교에서 주장하는 인체 기운이 모이는 주요 장소 • 丹砂(단사) : 한약재의 한 종류
247.	單	홑 단	口	12	• 單方(단방) : 하나의 약재로만 이루어진 처방 • 單味(단미) : 한 개의 맛 혹은 한 개의 약재
248.	斷	끊을 단	斤	18	• 決斷出焉(결단출언) : 결단이 나옴 • 膽主決斷(담주결단) : 담은 결단을 주관함
249.	旦	아침 단	日	5	• 平旦(평단) : 동이 틀 무렵 • 元旦(원단) : 새해 아침
250.	短	짧을 단	矢	12	• 脈短(맥단) : 맥이 짧음 • 長短(장단) : 길고 짧음
251.	端	끝 단	立	14	• 舌端(설단) : 혀 끝 • 端正(단정) : 바르고 얌전함
252.	癉	앓을 단	疒	17	• 消癉(소단) : 갈증이 주 증상인 질병 • 黃癉(황단) : 황달(黃疸)을 말함
253.	膻	어깨 벗을 단	月(肉)	17	• 膻中(단중) : 穴 자리 중의 한 종류
254.	疸	황달 달	疒	10	• 黃疸(황달) : 눈과 피부와 소변이 노란 증상 • 氣疸(기달) : 황달(黃疸)을 말함
255.	達	다다를 달	辶(辵)	13	• 通達(통달) : (막힘없이) 통하여 도달함 • 達生(달생) : 생명을 나오게 함 즉 출산을 순조롭게 함

	한자	뜻/음	부수	총획	용 례
256.	淡	묽을 담	氵(水)	11	• 舌淡(설담) : 혀 색깔이 연분홍이고 舌苔(설태)가 적음 • 冷淡(냉담) : 태도(態度)나 마음이 쌀쌀함
257.	痰	가래 담	疒	13	• 痰飮(담음) : 인체 내부의 비정상적 액상 물질의 통칭 • 喀痰(객담) : 가래를 뱉음
258.	膽	쓸개 담	月(肉)	17	• 膽經(담경) : 12경맥 중의 한 종류 • 溫膽湯(온담탕) : 한약 처방 중의 한 종류
259.	談	말할 담	言	15	• 會談(회담) : 모여서 이야기함 • 壯談(장담) : 자신 있는 말
260.	答	대답할 답	竹	12	• 應答(응답) : 반응하여 대답함 • 岐伯答曰(기백답왈) : 기백이 답하여 말함
261.	唐	당나라 당	口	10	• 唐宗海(당종해) : 청나라 때의 한의학자 • 唐材(당재) : 당나라에서 생산되는 한약재
262.	堂	집 당	土	11	• 一貫堂醫學(일관당의학) : 일본의 체질 의학 • 印堂(인당) : 두 눈썹 사이의 가운데 지점 혹은 穴 자리 중의 한 종류
263.	當	마땅할 당	田	13	• 當歸(당귀) : 한약재 중의 한 종류 • 當歸尾(당귀미) : 당귀 중에서 맨 끝의 가느다란 부분
264.	黨	무리 당	黑	20	• 肝黨(간당) : 사상체질의학에서 간과 같은 속성을 가지는 기관(器官)의 총칭 • 四黨(사당) : 간당(肝黨), 비당(脾黨), 폐당(肺黨), 신당(腎黨)
265.	代	대신할 대	亻	5	• 代表(대표) : (전체를) 대신해서 나타냄 • 代脈(대맥) : 규칙적으로 멈췄다가 뛰는 맥

	한자	뜻/음	부수	총획	용 례
266.	對	대할 대	寸	14	• 對待(대대) : 서로 반대됨 • 對證施治(대증시치) : 증상에 맞춰 치료함
267.	帶	띠 대	巾	11	• 帶脈(대맥) : 기경팔맥(奇經八脈) 중 한 종류 • 帶下(대하) : 여성 성기에서 나오는 비정상적 점액
268.	待	기다릴 대	彳	9	• 對待(대대) : 서로 반대됨 • 守株待兎(수주대토) : 그루터기를 지키며 토끼를 기다림
269.	戴	머리 위에 일 대	戈	17	• 戴眼(대안) : 눈을 치켜뜸 • 戴人(대인) : 금원사대가 중 한 사람인 장종정(張從政)의 호(號)
270.	臺	대 대	至	14	• 外臺秘要(외대비요) : 당나라 때의 왕도(王燾)가 저술한 한의학서 • 舞臺(무대) : 춤추기 위해 만들어 놓은 구조물
271.	德	덕 덕	彳	15	• 道德經(도덕경) : 춘추전국시대 무렵에 老子가 저술한 道家의 서적 • 德談(덕담) : (상대에게 해주는) 좋은 말
272.	圖	그림 도	囗	14	• 五臟圖(오장도) : 오장을 그린 그림 • 河圖洛書(하도낙서) : 복희(伏羲)가 황하(黃河)에서 얻었다는 그림과 하우(夏禹)가 낙수(落水)에서 얻었다는 글
273.	導	이끌 도	寸	16	• 導引(도인) : 팔다리를 움직이는 일종의 체조 • 傳導之官(전도지관) : 대장(大腸)을 달리 부르는 말

한자	뜻/음	부수	총획	용례
274. 度	법도 도 헤아릴 탁	广	9	• 脈度(맥도) : 맥의 길이 혹은 맥과 관련된 원리 • 規度(규탁) : 헤아려서 계획함
275. 桃	복숭아 도	木	10	• 桃仁(도인) : 한약재 중의 한 종류 • 桃花(도화) : 복숭아 꽃
276. 燾	비출 도	灬 (火)	18	• 王燾(왕도) : 당나라 때의 한의학자
277. 道	길 도	辶 (辵)	13	• 陰道(음도) : 음(陰)의 원리 혹은 여성의 질(膣) • 天地之道(천지지도) : 자연의 이치
278. 都	도읍 도	阝 (阜)	12	• 陰都(음도) : 穴 자리 중의 한 종류 • 大都(대도) : 穴 자리 중의 한 종류
279. 陶	질그릇 도	阝 (阜)	11	• 陶弘景(도홍경) : 양(梁)나라 때의 학자 • 陶華(도화) : 명나라 때의 한의학자
280. 毒	독 독	毋	9	• 熱毒(열독) : 독처럼 작용하는 熱 • 清熱解毒(청열해독) : 식혀서 열독을 풀어냄
281. 瀆	도랑 독	氵 (水)	18	• 決瀆(결독) : 몸 안의 물길을 잘 통하게 하는 기능 • 決瀆之官(결독지관) : 삼초(三焦)를 달리 이르는 말
282. 獨	홀로 독	犭 (犬)	16	• 獨陰(독음) : 음만 있음 • 獨蔘湯(독삼탕) : 한약 처방 중의 한 종류
283. 督	감독할 독	目	13	• 督脈(독맥) : 기경팔맥(奇經八脈) 중의 한 종류 • 監督(감독) : 살펴봄

	한자	뜻/음	부수	총획	용 례
284.	讀	읽을 독	言	22	• 醫宗必讀(의종필독) : 명나라 때 이중재(李中梓)가 저술한 한의학서 • 讀書(독서): 책을 읽음
285.	敦	도타울 돈	攵(攴)	12	• 敦阜(돈부) : 土의 기운이 지나친 상태 • 大敦(대돈) : 穴 자리 중의 한 종류
286.	冬	겨울 동	冫	5	• 春夏秋冬(춘하추동) : 봄과 여름과 가을과 겨울 • 冬眠(동면) : 겨울잠
287.	動	움직일 동	力	11	• 動悸(동계) : 가슴이 두근거림 • 推動(추동) : 밀어서 움직이게 함
288.	同	같을 동	口	6	• 同類(동류) : 같은 종류 • 同義(동의) : 같은 뜻
289.	東	동쪽 동	木	8	• 東醫寶鑑(동의보감) : 조선 시대에 출간된 한의학서 • 李東垣(이동원) : 금원사대가 중의 한 사람
290.	桐	오동나무 동	木	10	• 梧桐(오동) : 오동나무 • 海桐皮(해동피) : 한약재 중의 한 종류
291.	洞	빌 동 밝을 통	氵(水)	9	• 洞泄(동설 / 통설) : 찬 기운에 의한 설사의 한 종류 • 洞察(통찰) : 밝게 꿰뚫어 살핌
292.	疼	아플 동	疒	10	• 疼痛(동통) : 아픔 • 骨疼(골동) : 뼈가 시큰거리며 아픔
293.	童	아이 동	立	12	• 童子(동자) : 어린 아이 • 童便(동변) : 어린 아이의 오줌

한자	뜻/음	부수	총획	용 례
294. 董	감독할 동	艹(艸)	13	• 董仲舒(동중서) : 전한(前漢) 시대의 유학자 • 骨董品(골동품) : 오래된 물건
295. 銅	구리 동	金	14	• 銅人(동인) : 구리로 만든 인체 모형 • 銅錢(동전) : 구리로 만든 돈
296. 杜	팥배나무 두	木	7	• 杜冲(두충) : 한약재 중의 한 종류 • 杜仲(두중) : 두충을 달리 부르는 말
297. 痘	천연두 두	疒	12	• 痘瘡(두창) : 천연두(天然痘) • 水痘(수두) : 피부에 물집이 생기는 전염병
298. 頭	머리 두	頁	16	• 頭暈(두훈) : 머리가 어지러움 • 頭鍼療法(두침요법) : 침치료 요법 중의 한 종류
299. 得	얻을 득	彳	11	• 得氣(득기) : 기를 얻음 • 不得臥(부득와) : 눕지 못함 혹은 잠을 잘 못 잠
300. 等	같을 등	竹	12	• 我等(아등) : 우리 • 等分(등분) : 분량을 같이 함

ㅁ

	한자	뜻/음	부수	총획	용 례
301.	摩	문지를 마	手	15	• 按摩(안마) : 몸을 두드리거나 주무름 • 摩擦(마찰) : 서로 문지름
302.	瑪	차돌 마	玉	14	• 瑪瑙(마노) : 석영의 일종
303.	痲	삼 마	痲	11	• 痲黃(마황) : 한약재 중의 한 종류 • 痲木(마목) : 피부 감각이 둔한 증상
304.	膜	얇은 꺼풀 막	月 (肉)	15	• 膈膜(격막) : 흉강과 복강을 가로지르는 막 (횡격막) • 肓膜(황막) : 장기(臟器)와 장기(臟器) 사이의 막
305.	莫	없을 막	艹 (艸)	11	• 莫大(막대) : 더할 수 없이 큼 • 莫强(막강) : 더할 수 없이 강함
306.	邈	멀 막	辶 (辵)	18	• 孫思邈(손사막) : 당나라 때의 한의학자 • 邈然(막연) : 아득함
307.	滿	가득할 만	氵 (水)	14	• 四滿(사만) : 穴 자리 중의 한 종류 • 腫滿(종만) : 피부가 붓고 배가 그득한 증상
308.	萬	일만 만	艹 (艸)	13	• 萬病五苓散(만병오령산) : 한약 처방 중의 한 종류 • 萬病回春(만병회춘) : 명나라 때 공정현(龔廷賢)이 편찬한 한의학서
309.	末	끝 말	木	5	• 末端(말단) : 끝부분 • 粉末(분말) : 가루

	한자	뜻/음	부수	총획	용 례
310.	沫	거품 말	氵(水)	8	• 口中吐沫(구중토말) : 입에서 거품을 토하는 증상 • 泡沫(포말) : 물거품
311.	妄	거짓될 망	女	6	• 妄動(망동) : 망령되게 하는 행동 • 狂妄(광망) : 미쳐서 매우 망령됨
312.	望	바랄 망	月	11	• 望診(망진) : 눈으로 살펴 진찰함 • 朔望(삭망) : 음력 초하루와 보름
313.	芒	까끄라기 망	艹(艸)	7	• 芒種(망종) : 24절기 중의 하나 • 芒洋(망양) : 한없이 넓고 먼 모양
314.	莽	우거질 망	艹(艸)	12	• 鹵莽(노망) : 거칠고 서투름
315.	梅	매화나무 매	木	11	• 梅實(매실) : 매화나무의 열매 • 烏梅(오매) : 한약재 중의 한 종류
316.	每	언제나 매	毋	7	• 每年(매년) : 해마다 • 每食後(매식후) : 매번 식사한 후
317.	脈	맥 맥	月(肉)	10	• 經脈(경맥) : 기혈의 순환 통로 • 血脈(혈맥) : 혈관
318.	孟	맏 맹	子	8	• 孟冬(맹동) : 음력 시월의 초겨울 • 孟秋(맹추) : 음력 칠월의 초가을
319.	眠	잠잘 면	目	10	• 睡眠(수면) : 잠 • 不眠(불면) : 잠을 못 자는 증상
320.	面	얼굴 면	面	9	• 面赤(면적) : 얼굴이 붉음 • 頭面(두면) : 머리와 얼굴

한자	뜻/음	부수	총획	용례
321. 名	이름 명	口	6	• 穴名(혈명) : 穴 자리의 이름 • 異名(이명) : 같은 것의 다른 이름
322. 命	목숨 명	口	8	• 命門(명문) : 穴 자리 중의 한 종류 혹은 원기의 원천 • 壽命(수명) : 태어나서부터 죽기 전까지의 시간
323. 明	밝을 명	日	8	• 陽明經(양명경) : 12경락 중 족양명위경과 수양명대장경을 합쳐 부르는 말 • 明若觀火(명약관화) : 불을 보듯 밝게 보임
324. 鳴	울 명	鳥	14	• 耳鳴(이명) : 귀에서 소리가 나는 증상 • 悲鳴(비명) : 슬퍼서 움 혹은 급한 외침
325. 侮	업신여길 모	人(亻)	9	• 相侮(상모) : 오행의 상호 관계 중 상극 관계가 반대로 일어나는 현상 • 乘侮(승모) : 오행의 상호 관계 중 상극이 과다하게 일어나는 상승(相乘)과 반대로 일어나는 相侮(상모)를 함께 이르는 말
326. 冒	덮을 모	冂	9	• 感冒(감모) : 외부 기후에 의해 발생한 질병의 총칭 혹은 감기 • 眩冒(현모) : 눈이 아찔해지면서 머리에 무언가 뒤집어 쓴 것처럼 의식이 흐려지는 증상
327. 募	모을 모	力	13	• 募穴(모혈) : 가슴과 배의 穴 가운데 장부의 氣가 모여드는 12개의 穴 자리 • 募原(모원) : 흉막과 횡격막 사이의 부위
328. 某	아무개 모	木	9	• 某處(모처) : 어떤 장소 • 某月某日(모월모일) : 어떤 달 어떤 날

	한자	뜻/음	부수	총획	용 례
329.	母	어미 모	毋	5	• 補母(보모) : 오행의 상생 관계 상 어머니에 해당하는 것을 보충함 • 子壯母衰(자장모쇠) : 오행의 상생 관계 상 자식에 해당하는 것은 왕성하고 어머니에 해당하는 것은 쇠퇴함
330.	毛	털 모	毛	4	• 毛髮(모발) : 몸에 난 털과 머리털 혹은 몸 전체의 털 • 皮毛(피모) : 피부와 털
331.	牡	수컷 모	牛	7	• 牡藏(모장) : 양장(陽臟)인 心과 肝을 지칭하는 말
332.	耗	소모할 모	耒	10	• 耗傷(모상) : 소모되어 손상됨 • 陰血耗竭(음혈모갈) : 음혈(陰血)이 소모되어 고갈됨
333.	謀	꾀할 모	言	16	• 謀慮(모려) : 어떤 일에 대해 깊이 생각함 • 謀免(모면) : 꾀를 써서 벗어남
334.	木	나무 목	木	4	• 木氣(목기) : 나무의 기운 혹은 위로 쭉 뻗어가는 기운 • 木果(목과) : 한약재 중의 한 종류
335.	目	눈 목	目	5	• 目眩(목현) : 눈이 흐릿한 증상 • 目內眥(목내자) : 양쪽 눈의 안쪽 경계 부분
336.	夢	꿈 몽	夕	14	• 多夢(다몽) : 꿈을 많이 꿈 • 夢精(몽정) : 잠자는 중에 사정(射精)하는 현상
337.	蒙	덮을 몽	艹 (艸)	14	• 蒙昧(몽매) : 어리석음 • 痰蒙心包(담몽심포) : 담(痰)이 심포를 막음
338.	卯	넷째 지지 묘	卩 (㔾)	5	• 卯時(묘시) : 오전 5 ~ 7시

	한자	뜻/음	부수	총획	용 례
339.	墓	무덤 묘	土	14	• 馬王堆漢墓(마왕퇴한묘) : 1971년에 중국 호남성에서 발견된 전한(前漢) 초의 무덤 • 省墓(성묘) : 조상의 산소를 돌봄
340.	苗	싹 묘	艹 (艸)	9	• 育苗(육묘) : 묘목(苗木)을 기름 • 苗竅(묘규) : 오관(五官)을 달리 부르는 말
341.	務	힘쓸 무	力	11	• 事務(사무) : 일 • 業務(업무) : 일
342.	巫	무당 무	工	7	• 巫堂(무당) • 巫女(무녀)
343.	戊	다섯째 천간 무	戈	5	• 甲丙戊庚壬(갑병무경임) : 천간(天干) 중 陽干
344.	武	굳셀 무	止	8	• 高武(고무) : 명나라 때의 한의학자 • 眞武湯(진무탕) : 한약 처방 중의 한 종류
345.	繆	얽을 무	糸	17	• 繆刺法(무자법) : 증상이 있는 반대쪽 낙맥(絡脈)에 침을 놓는 방법 • 交經無刺(교경무자) : 무자법과 같은 말
346.	墨	먹 묵	土	15	• 墨子(묵자) : 전국시대의 사상가 • 墨附丸(묵부환) : 한약 처방 중의 한 종류
347.	問	물을 문	口	11	• 素問(소문) : 황제내경 소문의 줄임말 • 黃帝問(황제문) : 황제가 물음
348.	文	글월 문	文	4	• 說文解字(설문해자) : 한나라 때의 허신(許愼)이 저술한 한자 해설서 • 天文(천문) : 해와 달과 별자리의 현상
349.	紋	무늬 문	糸	10	• 指紋(지문) : 손가락의 무늬 • 波紋(파문) : 수면에 생기는 잔물결

한자	뜻/음	부수	총획	용 례
350. 聞	들을 문	耳	14	• 聞診(문진) : 들리는 정보를 이용해 진찰함 • 見聞(견문) : 보고 들음
351. 門	문 문	門	8	• 命門(명문) : 穴 자리 중의 한 종류 • 醫學入門(의학입문) : 명나라 때의 이천(李梴)이 저술한 한의학서
352. 物	만물 물	牛	8	• 神機之物(신기지물) : 의식이 있는 생명체 • 氣立之物(기립지물) : 신기지물을 제외한 만물
353. 味	맛 미	口	8	• 五味(오미) : 다섯 가지의 맛 • 五味子(오미자) : 한약재 중의 한 종류
354. 尾	꼬리 미	尸	7	• 鳩尾(구미) : 穴 자리 중의 한 종류 • 鳩尾骨(구미골) : 가슴뼈의 검상돌기
355. 微	작을 미	彳	13	• 微熱(미열) : 높지 않게 나는 열 • 六微旨大論(육미지대론) : 황제내경 소문의 한 篇
356. 悶	번민할 민	心	12	• 胸悶(흉민) : 가슴이 답답한 증상 • 苦悶(고민) : 괴로워하고 답답해 함
357. 敏	재빠를 민	攵(攴)	11	• 敦敏(돈민) : 매우 영민함 • 敏感(민감) : 예민한 감각
358. 密	빽빽할 밀	宀	11	• 固密(고밀) : 굳고 빽빽함 • 密陀僧散(밀타승산) : 한약 처방 중의 한 종류
359. 謐	고요할 밀	言	17	• 皇甫謐(황보밀) : 진(晉)나라 때의 한의학자 • 靜謐(정밀) : 고요함

ㅂ

	한자	뜻/음	부수	총획	용 례
360.	博	넓을 박	十	12	• 博愛(박애) : 두루 사랑함 • 博覽會(박람회) : 여러 가지를 두루 보는 모임
361.	搏	두드릴 박	扌(手)	13	• 相搏(상박) : 서로 부딪힘 • 脈搏(맥박) : 맥이 뛰는 현상
362.	粕	술찌꺼기 박	米	11	• 糟粕(조박) : 음식물이 소화되고 남은 찌꺼기
363.	薄	엷을 박	艹(艸)	17	• 薄弱(박약) : 의지나 체력이 약함 • 薄厥(박궐) : 갑자기 팔다리가 차가워지면서 의식을 잃고 쓰러지는 증상
364.	斑	얼룩 반	文	12	• 發斑(발반) : 피부에 붉은 색 부스럼이 돋는 증상 • 斑狀出血(반상출혈) : 피부 아래 혹은 점막 출혈
365.	拔	뺄 발	扌(手)	8	• 選拔(선발) : 많은 사람 가운데서 가려 뽑음 • 拔鍼(발침) : 침을 뺌
366.	發	일어날 발	癶	12	• 宣發(선발) : 기(氣)나 진액이 펼쳐짐 • 發熱(발열) : 열이 남
367.	髮	터럭 발	髟	15	• 頭髮(두발) : 머리카락 • 髮遲(발지) : 소아의 머리카락이 잘 자라지 않는 증상
368.	房	방 방	戶	8	• 房事(방사) : 남녀의 성행위를 이르는 말 • 醉中入房(취중입방) : 술 취한 상태에서의 성관계
369.	放	놓을 방	攵(攴)	8	• 放散痛(방산통) : 사방으로 퍼지는 통증 • 放置(방치) : 그대로 내버려 둠

	한자	뜻/음	부수	총획	용례
370.	方	모 방	方	4	• 千金方(천금방) : 당나라 때의 손사막이 저술한 한의학 서적 • 巢元方(소원방) : 수(隋)나라 때의 한의학자
371.	傍	곁 방	方	12	• 傍人(방인) : 곁의 사람 • 傍觀(방관) : 곁에서 바라봄
372.	膀	오줌통 방	月(肉)	14	• 膀胱(방광) : 소변의 저장과 배출을 담당하는 장기 • 膀胱炎(방광염) : 방광에 생긴 염증
373.	防	막을 방	阝(阜)	7	• 防禦(방어) : 상대의 공격을 막음 • 豫防(예방) : 미리 막음
374.	龐	클 방	龍	19	• 龐安常(방안상) : 송나라 때의 한의학자
375.	倍	갑절 배	人	10	• 倍加(배가) : 두 배로 늘림 • 五倍子(오배자) : 한약재의 한 종류
376.	培	북돋울 배	土	11	• 培土抑木(배토억목) : 토를 기르고 목을 억제함 • 培養(배양) : 북돋워 기름
377.	排	밀칠 배	扌(手)	11	• 排尿(배뇨) : 소변을 봄 • 排泄(배설) : 안에서 밖으로 내 보냄
378.	背	등 배	月(肉)	9	• 背脊(배척) : 척추 뼈의 등 부분 • 肩背(견배) : 어깨와 등
379.	配	짝 배	酉	10	• 配俉(배오) : 합쳐서 섞음 • 配穴(배혈) : 치료를 위해 몇 개의 혈 자리를 섞음
380.	伯	맏 백	亻(人)	7	• 岐伯(기백) : 황제내경의 주요 등장인물 중 한 사람 • 畫伯(화백) : 화가(畫家)의 높임말

	한자	뜻/음	부수	총획	용 례
381.	帛	비단 백	巾	8	• 帛寫醫書(백사의서) : 비단에 쓴 의학책
382.	柏	나무이름 백	木	9	• 黃柏(황백) : 한약재 중의 한 종류 • 柏子仁(백자인) : 한약재 중의 한 종류
383.	白	흰 백	白	5	• 隱白(은백) : 穴 자리 중의 한 종류 • 白帶下(백대하) : 여성 성기에서 나오는 하얀색 분비물
384.	百	일백 백	白	6	• 百會(백회) : 穴 자리 중의 한 종류 • 百部根(백부근) : 한약재 중의 한 종류
385.	魄	넋 백	鬼	15	• 魂魄(혼백) : 사람의 의식과 육체를 지배하는 영혼 • 魄門(백문) : 항문
386.	煩	괴로워할 번	火	13	• 煩渴(번갈) : 가슴에 열감이 있어 답답하면서 갈증이 나는 증상 • 心煩(심번) : 가슴에 열감이 나면서 답답한 증상
387.	繁	많을 번	糸	17	• 繁務(번무) : 몹시 바쁜 일 • 浩繁(호번) : 아주 많음
388.	蕃	우거질 번	艹(艸)	16	• 蕃盛(번성) : 왕성하게 우거짐 • 蕃茂(번무) : 초목이 번성함
389.	凡	무릇 범	几	3	• 平凡(평범) : 특색이 없음 • 凡例(범례) : 책 시작 전의 일러두기
390.	範	법 범	竹	15	• 範疇(범주) : 비슷한 성질을 가진 부류 • 範圍(범위) : 테두리

	한자	뜻/음	부수	총획	용 례
391.	范	풀이름 범	艹(艸)	9	• 范防御(범방어) : 송나라 때의 한의학자 • 范東陽方(범동양방) : 진나라 범왕(范汪)이 편찬한 한의학서
392.	法	법 법	氵(水)	8	• 刺法(자법) : 침을 놓는 방법 • 養生法(양생법) : 무병장수를 위한 생활 방법
393.	便	대소변 변 편할 편	亻(人)	9	• 大小便(대소변) : 똥과 오줌 • 便安(편안) : 걱정 없이 좋음
394.	變	변할 변	言	23	• 病變(병변) : 병에 의한 변화 • 傳變(전변) : 병증이 다른 단계로 변함
395.	辨	분별할 변	辛	16	• 辨證(변증) : 증상을 변별함 • 辨證論治(변증논치) : 증상을 변별해서 치료를 결정함
396.	別	나눌 별	刂(刀)	7	• 經別(경별) : 십이경맥에서 갈라져 나온 경맥(經脈) • 五臟別論(오장별론) : 황제내경 소문의 한 篇
397.	丙	셋째 천간 병	一	5	• 甲丙戊庚壬(갑병무경임) : 天干 중의 陽干
398.	兵	군사 병	八	7	• 將兵(장병) : 장교와 병사 • 兵器(병기) : 병사들의 도구 즉 무기
399.	幷	아우를 병	干	8	• 幷發症(병발증) : 함께 발생하는 증상 • 幷行(병행) : 함께 움직임

	한자	뜻/음	부수	총획	용례
400.	病	질병 병	疒	10	• 故病(고병) : 오래된 병 • 病態(병태) : 질병이 드러나는 양상
401.	保	지킬 보	亻(人)	9	• 東醫壽世保元(동의수세보원) : 조선 시대 이제마가 저술한 한의학서 • 保命之主(보명지주) : 사상체질의학에서 각 체질별 생명을 보호하기 위한 주요 요소
402.	寶	보배 보	宀	20	• 東醫寶鑑(동의보감) : 조선 시대에 편찬된 한의학서 • 醫門寶鑑(의문보감) : 조선 시대에 편찬된 한의학서
403.	普	두루 보	日	12	• 普濟方(보제방) : 명나라 때 편찬된 한의학서 • 普濟消毒飮(보제소독음) : 한방 처방 중의 한 종류
404.	步	걸음 보	止	7	• 進步(진보) : 걸어 나아감 • 步廊(보랑) : 穴 자리 중의 한 종류
405.	甫	클 보	用	7	• 皇甫謐(황보밀) : 진(晉)나라 때의 한의학자 • 杜甫(두보) : 당나라 때의 시인
406.	補	기울 보	衤(衣)	12	• 補法(보법) : 보충하는 방법 • 補益(보익) : 보충하고 더해줌
407.	譜	족보 보	言	19	• 族譜(족보) : 한 집안의 혈연관계를 기록한 책 • 勝戰譜(승전보) : 전쟁 승리를 적은 기록
408.	輔	도울 보	車	14	• 陽輔(양보) : 穴 자리 중의 한 종류 • 輔弼(보필) : (윗사람을) 도움
409.	伏	엎드릴 복	亻(人)	6	• 伏兎(복토) : 穴 자리 중의 한 종류 • 伏犧(복희) : 중국 고대의 전설상의 황제

	한자	뜻/음	부수	총획	용 례
410.	卜	점 복	卜	2	• 占卜(점복) : 점치는 일 • 卜辭(복사) : 고대 중국 은허(殷墟) 시대의 점친 기록
411.	復	돌아올 복 다시 부	彳	12	• 回復(회복) : 원래 상태로 돌아옴 • 復活(부활) : 다시 살아남
412.	服	옷 복	月	8	• 衣服(의복) : 옷 • 服藥(복약) : 약을 먹음
413.	福	복 복	示	14	• 幸福(행복) : 만족스러운 느낌 • 五福化毒丹(오복화독단) : 한약 처방 중의 한 종류
414.	腹	배 복	月(肉)	13	• 腹滿(복만) : 배가 그득한 증상 • 腹脹(복창) : 배가 부풀어 오르는 증상
415.	茯	복령 복	艹(艸)	10	• 白茯苓(백복령) : 한약재 중의 한 종류 • 桂枝茯苓丸(계지복령환) : 한약 처방 중의 한 종류
416.	本	근본 본	木	5	• 藁本(고본) : 한약재 중의 한 종류 • 本草(본초) : 한의약의 약재를 통칭하는 말
417.	奉	받들 봉	大	8	• 奉養(봉양) : 받들어 모심 • 奉敎撰(봉교찬) : (임금의) 교지를 받들어 편찬함
418.	封	봉할 봉	寸	9	• 封藏(봉장) : 닫아 저장함 • 中封(중봉) : 穴 자리 중의 한 종류
419.	鳳	봉황새 봉	鳥	14	• 鳳凰(봉황) : 전설 속의 새 • 大鳳髓丹(대봉수단) : 한약 처방 중의 한 종류

	한자	뜻/음	부수	총획	용례
420.	傅	스승 부	亻(人)	12	• 相傅之官(상부지관) : 재상처럼 돕는 기관(한의학에서는 肺를 지칭함) • 師傅(사부) : 자기(自己)를 가르쳐 이끌어 주는 사람
421.	副	버금 부	刂(刀)	11	• 副作用(부작용) : 부수적으로 일어나는 (부정적) 현상 • 副腎(부신) : 양쪽 신장 위쪽에 붙어 있는 기관
422.	夫	지아비 부	大	4	• 丈夫(장부) : 장성한 남자 • 狂夫(광부) : 미친 남자
423.	婦	아내 부	女	11	• 婦人大全良方(부인대전양방) : 송나라 때의 진자명(陳自明)이 저술한 부인과 전문 한의학서 • 孕婦(잉부) : 임신한 부인
424.	府	창고 부	广	8	• 奇恒之府(기항지부) : 五臟六腑에 대비되는 6개의 인체 기관 즉 뇌(腦)·수(髓)·골(骨)·맥(脈)·담(膽)·여자포(女子胞) • 藏府(장부) : 장부(臟腑)와 같은 말

※ 藏府와 臟腑의 차이는 부수인 月(肉)의 有無다. 그런데 黃帝內經의 저작시기로 추정되는 전국시대(戰國時代, BC 403 ~ 221)만 해도 글자 수가 많지 않았다. 그래서 藏과 府가 臟과 腑의 의미까지 겸하고 있다가 차츰 세분화되었다. 이런 예는 적지 않게 찾아볼 수 있다.

	한자	뜻/음	부수	총획	용례
※	復	다시 부 돌아올 복	彳	12	• 復活(부활) : 다시 살아남 • 回復(회복) : 원래 상태로 돌아옴
425.	敷	펼 부	攵(攴)	15	• 敷布(부포) : 넓게 펴서 바름 • 敷和(부화) : 木의 기운이 적당한 상태를 지칭함

	한자	뜻/음	부수	총획	용례
426.	浮	뜰 부	氵(水)	10	• 浮腫(부종) : 몸이 붓는 증상 • 脈浮(맥부) : 맥이 떠 있는 상태
427.	符	부호 부	竹	11	• 圖符(도부) : 그림으로 된 부호 또는 부적 • 符合(부합) : 틀림없이 서로 꼭 들어맞음
428.	腐	썩을 부	肉	14	• 腐熟(부숙) : 썩어서 익음. 위(胃)에서 음식물이 소화되는 현상을 표현하는 말 • 腐敗(부패) : 음식이나 사상 따위가 타락함
429.	腑	장부 부	月(肉)	12	• 臟腑(장부) : 오장과 육부 • 六腑(육부) : 대장(大腸), 위(胃), 소장(小腸), 방광(膀胱), 삼초(三焦), 담(膽)의 여섯 개의 부
430.	膚	살갗 부	月(肉)	15	• 皮膚(피부) : 척추동물의 몸을 싸고 있는 조직 • 肌膚(기부) : 근육 위의 살과 가죽
431.	賦	조세 부	貝	14	• 稟賦(품부) : 선천적으로 타고난 품성 • 天賦之命(천부지명) : 하늘이 내린 명령 혹은 수명
432.	部	나눌 부	阝(邑)	11	• 部類(부류) : 일정한 기준에 따라 나누어 놓은 갈래 • 表部(표부) : 겉 부위
433.	附	붙을 부	阝(阜)	8	• 膽附於肝(담부어간) : 쓸개는 간에 붙어 있음 • 附子(부자) : 한약재 중의 한 종류
434.	跗	발등 부	足	12	• 足跗(족부) : 발등 • 跗骨(부골) : 발목뼈. 발목의 일곱 개의 뼈
435.	北	북쪽 북	匕	5	• 北方(북방) : 북쪽 • 北斗七星(북두칠성) : 큰곰자리의 일곱 개의 별

	한자	뜻/음	부수	총획	용례
436.	分	나눌 분	刀	4	• 部分(부분) : 전체를 이루는 작은 범위 • 分野(분야) : 여러 갈래로 나누어진 범위
437.	佛	부처 불	亻(人)	7	• 佛家(불가) : 불교 혹은 그 학파
438.	崩	무너질 붕	山	11	• 崩漏(붕루) : 여성의 비정상적 자궁 출혈 • 白崩(백붕) : 여성 성기에서 하얀색 액체가 많이 흐르는 증상
439.	備	갖출 비	亻(人)	12	• 豊備(풍비) : 풍족하게 갖춤 • 備化(비화) : 지나침도 부족함도 없는 토(土)의 기운
440.	悲	슬플 비	心	12	• 悲哀(비애) : 슬픔 • 憂悲(우비) : 근심과 슬픔
441.	比	견줄 비	比	4	• 類比(유비) : 비슷한 것끼리 비교함 • 取類比象(취류비상) : 여러 종류를 모아 모양을 비교함
442.	痺	저릴 비	疒	13	• 喉痺(후비) : 목구멍이 붓거나 종기가 나서 좁혀져 통하지 않는 증상 • 痲痺(마비) : 근육의 감각과 운동 능력이 상실된 증상
443.	秘	숨길 비	禾	10	• 神秘(신비) : 일반 상식을 초월한 일 • 便秘(변비) : 변이 굳어 대변 보기 어려운 증상
444.	肥	살찔 비	月(肉)	8	• 肥瘦(비수) : 몸이 살찌거나 마름 • 肥胖(비반) : 살이 쪄 뚱뚱함
445.	脾	지라 비	月(肉)	12	• 脾濕(비습) : 비장의 습한 성질 • 脾胃(비위) : 비와 위

한자	뜻/음	부수	총획	용 례
446. 臂	팔 비	月(肉)	17	• 臂臑(비노) : 穴 자리 중의 한 종류 • 足臂十一脈灸經(족비십일맥구경) : 마왕퇴 무덤에서 발굴된 한의학 서적 중의 한 종류
447. 飛	날 비	飛	9	• 飛揚(비양) : 穴 자리 중의 한 종류 • 飛躍(비약) : 급격히 건너 뜀
448. 鼻	코 비	鼻	14	• 鼻塞(비색) : 코가 막히는 증상 • 鼻衄(비뉵) : 코피가 나는 증상
449. 賓	손님 빈	貝	14	• 貴賓(귀빈) : 귀한 손님 • 賓客(빈객) : 손님
450. 冰	얼음 빙	冫	6	• 王冰(왕빙) : 당나라 때의 한의학자 • 冰片(빙편) : 한약재의 한 종류

	한자	뜻/음	부수	총획	용 례
451.	事	일 사	亅	8	• 人事(인사) : 사람 사이의 일 • 食事(식사) : 먹는 일
452.	似	같을 사	亻(人)	7	• 陰極似陽(음극사양) : 음(陰)이 극도에 이르면 양(陽)과 비슷함 • 陽極似陰(양극사음) : 陽(양)이 극도에 이르면 陰(음)과 비슷함
453.	使	하여금 사	亻(人)	8	• 使志安寧(사지안녕) : 생각으로 하여금 편안하게 함 • 臣使之官(신사지관) : 심포(心包)를 달리 이르는 말
454.	史	역사 사	口	5	• 醫史(의사) : 의학의 역사 • 歷史(역사) : 인류 사회의 변화 과정
455.	司	맡을 사	口	5	• 司呼吸出入(사호흡출입) : 호흡의 들고 남을 담당함 • 司天(사천) : 운기학(運氣學)에서 한 해의 전반부를 지배하는 기운을 이르는 말
456.	嗣	이을 사	口	13	• 求嗣(구사) : 자식을 얻음 • 子嗣(자사) : 구사와 같은 말
457.	寫	베낄 사	宀	15	• 傳寫(전사) : 서로 돌려가며 베끼어 씀 • 帛寫醫書(백사의서) : 비단에 쓴 의학책
458.	寺	절 사	寸	6	• 寺刹(사찰) : 불교의 절 • 寺院(사원) : 종교적 건물(建物)의 총칭(總稱)
459.	射	쏠 사	寸	10	• 放射(방사) : 중심에서 사방으로 뻗어감 • 射干麻黃湯(사간마황탕) : 한약 처방 중의 한 종류

	한자	뜻/음	부수	총획	용례
460.	師	스승 사	巾	10	• 醫師(의사) : 의학의 전문인 • 血師(혈사) : 한약재 중의 한 종류
461.	思	생각 사	心	9	• 孫思邈(손사막) : 당나라 때의 한의학자 • 思慕(사모) : 애틋하게 생각하며 그리워함
462.	死	죽을 사	歹	6	• 飢死(기사) : 굶어죽음 • 死亡(사망) : 죽음
463.	沙	모래 사	氵(水)	7	• 沙石之處(사석지처) : 모래와 돌이 많은 지역 • 沙苑蒺藜(사원질려) : 한약재 중의 한 종류
464.	瀉	쏟을 사	氵(水)	18	• 泄瀉(설사) : 액체 상태에 가깝게 대변을 보는 것 • 補瀉(보사) : 보충함과 덜어냄
465.	砂	모래 사	石	9	• 朱砂(주사) : 한약재 중의 한 종류 • 土砂(토사) : 흙과 모래
466.	舍	집 사	舌	8	• 精神之所舍(정신지소사) : 정과 신이 머무르는 곳 • 脈舍神(맥사신) : 맥에 신이 머무름
467.	蛇	뱀 사	虫	11	• 蛇尾(사미) : 뱀의 꼬리. 일이 끝으로 갈수록 보잘것없이 되거나 작아짐을 비유 • 白花蛇(백화사) : 한약재 중의 한 종류
468.	謝	사례할 사	言	17	• 新陳代謝(신진대사) : 생물체 내의 물질 변화 • 感謝(감사) : 고마움을 느낌
469.	辭	말 사	辛	19	• 卦辭(괘사) : 주역의 괘상(卦象)에 대해 설명한 글 • 爻辭(효사) : 주역의 괘를 이루는 여섯 개의 획에 대해 설명한 글

	한자	뜻/음	부수	총획	용례
470.	邪	어긋날 사	阝(邑)	7	• 邪氣(사기) : 정기(正氣)에 반대되는 개념으로 몸에 해를 끼치고 질병을 일으킬 수 있는 기운 • 病邪(병사) : 질병의 원인이 되는 나쁜 기운
※	數	자주 삭 셀 수	攵(攴)	15	• 脈數(맥삭) : 맥이 빠름 • 額數(액수) : 돈의 수 혹은 인원의 수효
471.	散	흩을 산	攵(攴)	12	• 發散(발산) : 밖으로 퍼져서 흩어짐 • 呼散之氣(호산지기) : 내뱉어 흩어뜨리는 기운
472.	產	낳을 산	生	11	• 出產(출산) : 아이를 낳음 • 斷產(단산) : 임신을 하지 않게 함
473.	疝	산증 산	疒	8	• 七疝(칠산) : 고환이 붓고 커지면서 통증이 있거나 아랫배가 당기는 7가지 종류의 증상 • 寒疝(한산) : 7산(疝) 중의 하나로 음낭이 차고 아픈 증상
474.	酸	식초 산	酉	14	• 酸味(산미) : 신 맛 • 呑酸(탄산) : 신물이 올라오는 증상
475.	殺	죽일 살	殳	11	• 殺滅(살멸) : 죽여 없앰 • 肅殺(숙살) : 쌀쌀한 가을 기운이 풀이나 나무를 말려 죽임
476.	滲	스밀 삼	氵(水)	14	• 滲入(삼입) : 물 따위의 액체가 스며듦 • 滲灌(삼관) : 액체가 스며 나옴
477.	參	석 삼 간여할 참	厶	11	• 參拾(삼십) : 30 • 參考(참고) : 살펴서 생각함

	한자	뜻/음	부수	총획	용 례
478.	蔘	인삼 삼	艹(艸)	15	• 人蔘(인삼) : 한약재 중의 한 종류 • 紅蔘(홍삼) : 건조하지 않는 상태의 인삼인 수삼(水蔘)을 쪄서 말린 불그레한 빛깔의 인삼
479.	澁	떫을 삽	氵(水)	15	• 固澁(고삽) : 굳게하고 껄끄럽게 함 • 小便澁(소변삽) : 소변이 잘 나오지 않는 증상
480.	傷	상처 상	亻(人)	13	• 傷寒(상한) : 외부 요소에 의해 발생하는 열성병(熱性病)의 총칭 • 灼傷(작상) : 熱이 매우 성하여 진액(津液)을 손상시킴
481.	商	헤아릴 상	口	11	• 少商(소상) : 穴 자리 중의 한 종류 • 商陽(상양) : 穴 자리 중의 한 종류
482.	尙	오히려 상	小	8	• 尙書(상서) : 서경(書經). 우(虞), 하(夏), 상(商), 주(周) 시대의 역사적 내용들이 기록되어 있는 유가의 최고 경전의 하나 • 崇尙(숭상) : 높여서 소중하게 여김
483.	常	항상 상	巾	11	• 五常(오상) : 유교에서 말하는 인 · 의 · 예 · 지 · 신의 5가지 기본적 덕목 • 正常(정상) : 특별한 이상 없이 제대로인 상태
484.	床	상 상	广	7	• 臨床(임상) : 병상에서 환자를 진료하는 일 • 臥床不起(와상불기) : 자리에 누워 일어나지 못함
485.	桑	뽕나무 상	木	10	• 桑白皮(상백피) : 한약재 중의 한 종류 • 桑田碧海(상전벽해) : 뽕나무밭이 푸른 바다가 되었음
486.	狀	모양 상	犬	8	• 狀態(상태) : 사물이나 현상의 모양이나 형편 • 症狀(증상) : 병을 앓을 때 나타나는 여러 가지 상태

	한자	뜻/음	부수	총획	용례
487.	相	서로 상	目	9	• 心腎相交(심신상교) : 심장과 신장 기능이 서로 교류함 • 相互(상호) : 서로
488.	詳	자세할 상	言	13	• 詳細(상세) : 자세하고 세밀함 • 詳述(상술) : 자세하게 진술함
489.	象	코끼리 상	豕	12	• 臟象(장상) : 내부 장부의 기능이 겉으로 드러남 • 假象(가상) : 주관적으로는 실제 있는 것처럼 보이나 객관적으로는 존재하지 않는 거짓 현상
490.	霜	서리 상	雨	17	• 霜降(상강) : 24절기의 하나 • 粉霜(분상) : 한약재의 한 종류
491.	塞	변방 새 막힐 색	土	13	• 塞翁之馬(새옹지마) : 변방 노인의 말 • 梗塞(경색) : 소통되지 않고 막힘
※	塞	막힐 색 변방 새	土	13	• 梗塞(경색) : 소통되지 않고 막힘 • 塞翁之馬(새옹지마) : 변방 노인의 말
492.	色	빛 색	色	6	• 五色(오색) : 푸른색(青), 노란색(黃), 붉은색(赤), 흰색(白), 검은색(黑)의 다섯 가지 색깔 • 面色(면색) : 낯빛
※	省	덜 생 살필 성	目	9	• 省略(생략) : 덜어서 간략하게 함 • 省察(성찰) : 자세히 살펴 봄

	한자	뜻/음	부수	총획	용 례
493.	序	차례 서	广	7	• 次序(차서) : 순서 혹은 다음 차례 • 相生之序(상생지서) : 오행이 木 → 火 → 土 → 金 → 水 → 木으로 서로 생하게 하는 순서
494.	徐	느릴 서	彳	10	• 徐緩(서완) : 느림 • 徐波睡眠(서파수면) : 뇌파가 완만하여 거의 꿈을 꾸지 않으며 잠자는 상태
495.	暑	더울 서	日	13	• 寒暑(한서) : 추위와 더위 • 暑邪(서사) : 서(暑)의 특성을 지닌 증상을 일으키는 외부 사기(邪氣)를 말함
496.	書	쓸 서	日	10	• 書經(서경) : 尙書(상서). 우(虞), 하(夏), 상(商), 주(周) 시대의 역사적 내용들이 기록되어 있는 유교의 최고 경전의 하나 • 景岳全書(경악전서) : 명나라 때 장개빈이 쓴 한의학서
497.	緖	실마리 서	糸	15	• 情緖(정서) : 어떤 상황에 부딪쳐 일어나는 감정(感情) • 端緖(단서) : 실마리
498.	署	관청 서	罒	14	• 署名(서명) : 자기의 이름을 문서에 써넣음 • 部署(부서) : 일의 체계에 따라 나뉘어 있는 조직
499.	舒	펼칠 서	舌	12	• 舒展(서전) : 펼침 • 舒暢(서창) : 서전(舒展)과 같은 말
500.	西	서녘 서	襾	6	• 西醫(서의) : 서양 의학 혹은 이를 따르는 의사 • 西瓜(서과) : 수박
501.	鼠	쥐 서	鼠	13	• 鼠瘻(서루) : 목에 염증이 생겨 곪아 뚫린 구멍에서 고름이 나는 증상 • 鼠蹊部(서혜부) : 아랫배와 대퇴부 사이의 주름 부분

	한자	뜻/음	부수	총획	용 례
502.	石	돌 석	石	5	• 石膏(석고) : 한약재 중의 한 종류 • 腎結石(신결석) : 신장에 생긴 결석
503.	釋	풀어낼 석	釆	20	• 解釋(해석) : 풀이 • 釋然(석연) : 마음이 환하게 풀림
504.	錫	주석 석	金	16	• 黑錫丹(흑석단) : 한약 처방 중의 한 종류 • 池錫永(지석영) : 한국의 의학자
505.	仙	신선 선	亻(人)	5	• 神仙(신선) : 도를 통해 초월적으로 사는 사람 • 登仙(등선) : 신선(神仙)이 되어 하늘로 올라감
506.	先	먼저 선	儿	6	• 先天(선천) : 날 때부터 몸에 지니고 있음 • 于先(우선) : 무엇보다도 먼저
507.	善	착할 선	口	12	• 楊上善(양상선) : 수(隋)나라 때의 한의학자 • 善饑(선기) : 자주 배고파지는 증상
508.	宣	펼 선	宀	9	• 宣布(선포) : 널리 펼침 • 宣發肅降(선발숙강) : (폐의 氣를) 퍼트리는 기능과 아래로 내리는 기능
509.	旋	돌 선	方	11	• 旋轉(선전) : 빙빙 돌면서 감 • 左旋上昇(좌선상승) : 좌측으로 돌며 올라감
510.	線	실 선	糸	15	• 斜線(사선) : 비스듬히 그은 줄 • 路線(노선) : 한 지점에서 다른 지점에 이르는 길
511.	膳	반찬 선	月(肉)	16	• 藥膳(약선) : 한약재를 넣고 조리한 음식 • 膳物(선물) : 남에게 어떤 물건을 그냥 줌
512.	選	뽑을 선	辶(辵)	16	• 選擧(선거) : 누군가를 뽑는 일 • 選擇(선택) : 여럿 가운데서 골라 뽑음

한자	뜻/음	부수	총획	용 례
513. 焫	불사를 설	火	12	• 砭焫(폄설) : 침과 뜸 • 灸焫(구설) : 뜸을 태움
514. 泄	샐 설	氵(水)	8	• 疏泄(소설) : 소통시키고 내 보냄 • 早泄(조설) : 남자의 사정(射精)이 빠른 증상
515. 舌	혀 설	舌	6	• 舌燥(설조) : 혀가 마르는 증상 • 舌診(설진) : 혀의 상태를 살피는 진찰
516. 薛	성씨 설	艹(艸)	17	• 薛己(설기) : 명나라 때의 한의학자 • 薛景成(설경성) : 고려시대의 한의학자
517. 說	말씀 설	言	14	• 學說(학설) : 학술적 문제에 대한 이론 • 說得(설득) : 설명하여 납득할 수 있도록 함
518. 雪	눈 설	雨	11	• 小雪(소설) : 24절기의 하나 • 暴雪(폭설) : 많이 내리는 눈
519. 攝	쥘 섭	扌(手)	21	• 固攝(고섭) : 끌어당겨 단단하게 지킴 • 統攝(통섭) : 전체를 도맡아 다스림
※ 葉	성씨 섭 잎 엽	艹(艸)	13	• 葉天士(섭천사) : 청나라 때의 한의학자 • 枝葉(지엽) : 가지와 잎
520. 城	성 성	土	10	• 城廓(성곽) : 성(城)과 같은 말 • 山城(산성) : 산에 지은 성
521. 姓	성씨 성	女	8	• 百姓(백성) : 일반 국민 • 姓氏(성씨) : 姓을 높여 부르는 말

	한자	뜻/음	부수	총획	용 례
522.	性	성품 성	忄(心)	8	• 失性(실성) : 본성을 잃음 • 屬性(속성) : 사물의 특징이나 성질
523.	成	이룰 성	戈	7	• 成敗(성패) : 성공과 실패 • 生成(생성) : 사물이 생겨남
524.	星	별 성	日	9	• 三台星(삼태성) : 큰곰자리의 별 • 日月星辰(일월성신) : 해와 달과 별
525.	盛	담을 성	皿	12	• 受盛(수성) : 받아서 담음 • 旺盛(왕성) : 한창 성함
526.	省	살필 성 덜 생	目	9	• 省察(성찰) : 자세히 살펴 봄 • 省略(생략) : 덜어서 간략하게 함
527.	聖	성스러울 성	耳	13	• 太平聖惠方(태평성혜방) : 북송 때 저술된 한의학서 • 聖藥(성약) : 아주 좋은 약
528.	聲	소리 성	耳	17	• 音聲(음성) : 목소리 • 聲嘶(성시) : 목이 쉬는 증상
529.	世	세상 세	一	5	• 後世(후세) : 다음 세대 • 東醫壽世保元(동의수세보원) : 조선 시대에 이제마가 저술한 한의학서
530.	歲	해 세	止	13	• 歲運(세운) : 해마다의 운세 • 歲月(세월) : 흘러가는 시간
531.	洗	씻을 세	氵(水)	9	• 洗冤集錄(세원집록) : 宋代 송자(宋慈)가 저술한 법의학서 • 洗濯(세탁) : 빨래

한자	뜻/음	부수	총획	용 례
532. 細	가늘 세	糸	11	• 脈細數(맥세삭) : 맥이 가늘고 빠름 • 細辛(세신) : 한약재의 한 종류
533. 少	적을 소	小	4	• 少陽(소양) : 적은 陽 • 多少(다소) : 많고 적음
534. 巢	새집 소	巛	11	• 巢元方(소원방) : 수(隋)나라 때의 한의학자 • 卵巢(난소) : 난자를 만드는 암컷의 생식 기관
535. 所	곳 소	戶	8	• 無所不能(무소불능) : 능통하지 않은 것이 없음 • 所謂(소위) : 이른바
536. 昭	밝을 소	日	9	• 昭詳(소상) : 분명하고 자세함 • 昭明(소명) : 밝고 분명함
537. 消	사라질 소	氵(水)	10	• 消化(소화) : 영양분을 흡수하기 쉬운 형태로 섭취한 음식물을 분해함 • 消盡(소진) : 점점 줄어들어 다 없어짐
538. 燒	불태울 소	火	16	• 燒灼(소작) : 태워 지지는 치료법 • 燒酒(소주) : 곡주 따위를 끓여서 얻는 증류식 술
539. 疏	통할 소	疋	11	• 肝主疏泄(간주소설) : 간은 소통시키고 내 보는 기능을 주관함 • 疏通(소통) : 서로 통함
540. 素	흰 빛 소	糸	12	• 素問(소문) : 황제내경 소문의 줄임말 • 平素(평소) : 평상시
541. 紹	소개할 소	糸	11	• 紹介(소개) : 두 사람 사이를 이어줌
542. 蕭	맑은 대쑥 소	艹(艸)	17	• 蕭壎(소훈) : 청나라 시대의 한의학자

한자	뜻/음	부수	총획	용 례
543. 蘇	깨어날 소	艹(艸)	20	• 蘇木(소목) : 한약재 중의 한 종류 • 蘇生(소생) : 되살아남
544. 俗	풍속 속	亻(人)	9	• 俗稱(속칭) : 속되게 부르는 이름 • 俗談(속담) : 널리 퍼진 격언
545. 屬	엮을 속	尸	21	• 喜本屬心(희본속심) : 기쁨은 본래 心과 관련됨 • 骨屬腎(골속신) : 뼈는 腎과 관련됨
546. 續	이을 속	糸	21	• 連續(연속) : 끊이지 아니함 • 續斷(속단) : 끊어진 것을 이음 혹은 한약재 중의 하나
547. 孫	손자 손	子	10	• 後孫(후손) : 이후에 태어나는 자손 • 公孫(공손) : 穴 자리 중의 한 종류
548. 損	덜 손	扌(手)	13	• 虛損(허손) : 허약해짐 • 損益本草(손익본초) : 조선 시대 황도연이 쓴 한의학서
549. 宋	송나라 송	宀	7	• 南宋(남송) : 송나라가 금나라에 쫓겨 남쪽으로 간 뒤 망할 때까지의 왕조 • 宋學(송학) : 중국 송나라 때에 체계화된 유학
550. 松	소나무 송	木	8	• 松柏(송백) : 소나무와 잣나무 • 松津(송진) : 소나무 줄기에서 나오는 끈끈한 액체
551. 衰	쇠할 쇠	衣	10	• 盛衰(성쇠) : 융성과 쇠망 • 衰殘(쇠잔) : 몹시 쇠하여 사그라짐
552. 腧	경혈 수	月(肉)	13	• 腧穴(수혈) : 침을 놓거나 뜸을 뜨는 자리 • 膀胱腧(방광수) : 穴 자리의 한 종류

한자	뜻/음	부수	총획	용 례
553. 修	닦을 수	亻(人)	10	• 修養(수양) : 몸과 마음을 갈고 닦음 • 修眞(수진) : 진기(眞氣)를 갈고 닦음
554. 受	받을 수	又	8	• 受納(수납) : 받아서 넣어 둠 • 受盛之府(수성지부) : 받아서 저장하는 부(腑)
555. 嗽	기침할 수	口	14	• 咳嗽(해수) : 기침과 가래 • 勞嗽(노수) : 몸이 허약해져서 기침하는 증상
556. 垂	드리울 수	土	8	• 下垂(하수) : 아래로 처짐 • 耳垂(이수) : 귓볼
557. 壽	목숨 수	士	14	• 長壽(장수) : 오래 삶 • 天壽(천수) : 하늘이 준 목숨
558. 守	지킬 수	宀	6	• 守護(수호) : 지킴 • 遵守(준수) : (그대로) 좇아 지킴
559. 手	손 수	手	4	• 着手(착수) : 손을 대어 시작함 • 手段(수단) : 목적을 이루기 위한 행동
560. 授	줄 수	扌(手)	11	• 敎授(교수) : 가르침을 줌 • 授業(수업) : 학업이나 기술을 가르쳐 줌
561. 收	거둘 수	攵(攴)	6	• 收集(수집) : 거두어 모음 • 收斂(수렴) : 모아 거둠
562. 數	셀 수 자주 삭	攵(攴)	15	• 額數(액수) : 돈의 수 혹은 인원의 수효 • 脈數(맥삭) : 맥이 빠름

	한자	뜻/음	부수	총획	용 례
563.	樹	나무 수	木	16	• 樹木(수목) : 나무 • 樹立(수립) : 조직이나 계획 등을 세움
564.	水	물 수	水	4	• 水濕(수습) : 물과 습기 • 水升火降(수승화강) : 물을 올라가고 불은 내려옴
565.	獸	짐승 수	犬	19	• 猛獸(맹수) : 사나운 짐승 • 禽獸(금수) : 날짐승과 길짐승
566.	瘦	파리할 수	疒	15	• 消瘦(소수) : 점점 여윔 • 瘦瘠(수척) : 여위어 마름
567.	睡	잘 수	目	13	• 睡眠(수면) : 잠 • 昏睡狀態(혼수상태) : 정신을 잃은 상황
568.	秀	빼어날 수	禾	7	• 蕃秀(번수) : 번성하고 훌륭함 • 優秀(우수) : 여럿 가운데 아주 뛰어남
569.	輸	나를 수	車	16	• 腧穴(수혈) : 穴 자리를 통칭하는 말 • 輸布(수포) : 널리 날라 퍼트림
570.	遂	이를 수	辶(辵)	13	• 遂行(수행) : 계획한 대로 해 냄 • 完遂(완수) : 목적을 완전히 달성함
571.	隋	수나라 수	阝(阜)	12	• 隋代(수대) : 중국의 陳나라와 唐나라 사이의 왕조 • 附隋(부수) : 기본적인 것에 붙어서 따름
572.	隨	따를 수	阝(阜)	16	• 隨時(수시) : 때때로 혹은 그때그때 • 附隨(부수) : 기본적인 것에 붙어서 따름
573.	首	머리 수	首	9	• 何首烏(하수오) : 한약재의 한 종류 • 首肯(수긍) : 그러하다고 고개를 끄덕임

	한자	뜻/음	부수	총획	용 례
574.	髓	골수 수	骨	23	• 骨髓(골수) : 뼈 안을 채우고 있는 부드러운 조직 • 腦髓(뇌수) : 뇌(腦)
575.	叔	콩 숙	又	8	• 王叔和(왕숙화) : 晉나라 때의 한의학자 • 叔姪(숙질) : 아저씨와 조카
576.	宿	묵을 숙	宀	11	• 宿食(숙식) : 자고 먹음 혹은 소화되지 않은 음식 • 宿病(숙병) : 오래된 병
577.	熟	익을 숙	灬(火)	15	• 成熟(성숙) : 열매 등이 익음 • 熟考(숙고) : 깊이 생각함
578.	肅	엄숙할 숙	聿	13	• 嚴肅(엄숙) : 근엄하고 정숙함 • 肅然(숙연) : 엄숙함
579.	循	좇을 순	彳	12	• 循環(순환) : 돌아서 제자리로 돌아옴 • 循行(순행) : 여러 곳으로 돌아다님
580.	淳	순박할 순	氵(水)	11	• 淳朴(순박) : 순하고 소박함 • 淳厚(순후) : 인정이 순박하고 두터움
581.	純	순수할 순	糸	10	• 純粹(순수) : 다른 것이 조금도 섞이지 않음 • 純陽(순양) : 양(陽)만 있음
582.	脣	입술 순	月(肉)	11	• 口脣(구순) : 입과 입술 • 脣四白(순사백) : 입술의 주위
583.	舜	순임금 순	舛	12	• 堯舜(요순) : 중국 고대의 요 임금과 순 임금 • 舜華(순화) : 무궁화
584.	順	순할 순	頁	12	• 順從(순종) : 순순히 따름 • 順逆(순역) : 따름과 거스름

	한자	뜻/음	부수	총획	용 례
585.	戌	11번째 지지 술	戈	6	• 戌月(술월) : 음력 9월 • 戌時(술시) : 오후 7 ~ 9시 사이
586.	術	계략 술	行	11	• 醫術(의술) : 병을 치료하는 기술 • 技術(기술) : 사물을 다루는 재주
587.	述	말할 술	辶(辵)	9	• 論述(논술) : 논리적으로 설명함 • 記述(기술) : 기록하여 설명함
588.	崇	높을 숭	山	11	• 崇拜(숭배) : 높여서 공경함 • 崇仰(숭앙) : 높여서 우러러 봄
589.	膝	무릎 슬	月(肉)	15	• 腰膝(요슬) : 허리와 무릎 • 肘膝(주슬) : 팔꿈치와 무릎
590.	濕	축축할 습	氵(水)	17	• 燥濕(조습) : 건조함과 습함 • 囊濕(낭습) : 음낭과 그 주변이 축축하고 가려운 증상
591.	拾	주울 습 열 십	扌(手)	9	• 收拾(수습) : 어수선한 사태를 거두어 바로 잡음 • 拾壹(십일) : 11
592.	丞	도울 승	一	6	• 政丞(정승) : 조선 때의 영의정, 좌의정, 우의정 • 丞相(승상) : 옛 중국의 벼슬 이름
593.	乘	탈 승	丿	10	• 乘時(승시) : 적당한 때를 탐 • 乘侮(승모) : : 오행의 상호 관계 중 상극이 과다하게 일어나는 상승(相乘) 및 정상적 경우와 반대 방향으로 상극이 일어나는 相侮(상모)를 함께 이르는 말
594.	僧	중 승	亻(人)	14	• 僧侶(승려) : 중 • 僧舞(승무) : 불교적인 색채가 짙은 혼자 추는 춤

	한자	뜻/음	부수	총획	용 례
595.	勝	이길 승	力	12	• 勝復(승복) : 이김과 보복함 • 相勝(상승) : 상극(相克)과 같은 말
596.	升	되 승	十	4	• 升降(승강) : 오름과 내림 • 升發(승발) : 올라가서 펼쳐짐
					※ 원래는 '되 승'이지만 모양이 비슷한 昇(오를 승)의 의미로 많이 쓰인다.
597.	承	계승할 승	手	8	• 承山(승산) : 穴 자리 중의 한 종류 • 承氣湯(승기탕) : 한약 처방 중의 한 종류
598.	昇	오를 승	日	8	• 昇進(승진) : 벼슬이나 지위가 오름 • 上昇(상승) : 위로 올라감
599.	繩	새끼줄 승	糸	19	• 結繩(결승) : 새끼줄을 묶어서 의사 전달을 했던 원시 문자 • 證治準繩(증치준승) : 明代 왕긍당(王肯堂)이 지은 한의학서
600.	侍	모실 시	亻(人)	8	• 侍衛(시위) : 임금을 모시고 지킴 • 侍醫(시의) : 임금을 전문적으로 치료하는 의사
601.	始	처음 시	女	8	• 始生(시생) : 생겨남 • 原始(원시) : 시작하는 처음
602.	尸	주검 시	尸	3	• 尸厥(시궐) : 갑자기 쓰러져 마치 죽은 것처럼 보이는 증상 • 尸咽(시인) : 風熱의 사기에 의해 목안이 허는 증상
603.	施	베풀 시	方	9	• 辨證施治(변증시치) : 증상을 변별하여 치료를 행함 • 施惠(시혜) : 은혜를 베품
604.	是	옳을 시	日	9	• 阿是穴(아시혈) : 아픈 자리를 穴 자리로 사용함 • 是謂(시위) : 이를 이르러 ~

	한자	뜻/음	부수	총획	용 례
605.	時	때 시	日	10	• 四時(사시) : 사계절 • 天時(천시) : 시간의 흐름대로 반복되는 자연 현상
606.	柴	섶 시	木	9	• 柴胡(시호) : 한약재의 한 종류 • 柴炭(시탄) : 땔나무와 숯 혹은 석탄
607.	視	볼 시	見	12	• 視覺(시각) : 눈의 감각 • 輕視(경시) : 가벼이 봄
608.	詩	시 시	言	13	• 詩經(시경) : 고대 중국의 시가(詩歌)를 모아 쓴 책 • 詩想(시상) : 시에 나타난 사상이나 감정
609.	式	법규 식	弋	6	• 方式(방식) : 방법이나 형식 • 圖式(도식) : 일정한 양식으로 나타낸 그림
610.	息	숨 쉴 식	心	10	• 生化不息(생화불식) : 생하고 변화함이 쉬지 않음 • 消息(소식) : 천지의 변화 혹은 멀리 떨어져 있는 사람의 사정을 알림
611.	植	심을 식	木	12	• 移植(이식) : 옮겨 심음 • 植民(식민) : 국민을 옮김
612.	殖	불릴 식	歹	12	• 生殖器(생식기) : 생식을 위한 신체 기관 • 繁殖(번식) : 많이 퍼짐
613.	識	알 식	言	19	• 意識(의식) : 자신과 주변에 대해 앎 • 知識(지식) : 앎
614.	食	밥 식	食	9	• 飮食(음식) : 마시고 먹는 것 • 食慾(식욕) : 먹고 싶은 마음

	한자	뜻/음	부수	총획	용 례
615.	顖	숫구멍 신	頁	19	• 顱顖經(노신경) : 後漢代 위신(衛汛)이 쓴 한의학서 • 顖會(신회) : 穴 자리 중의 한 종류
616.	伸	펼 신	亻(人)	7	• 屈伸(굴신) : 굽힘과 폄 • 伸張(신장) : 늘어남
617.	娠	애 밸 신	女	10	• 姙娠(임신) : 아이를 뱀 • 妊娠(임신) : 姙娠과 같은 뜻
618.	愼	삼갈 신	忄(心)	13	• 愼味(신미) : 음식을 조심함 • 謹愼(근신) : 말이나 행동을 삼가고 조심함
619.	申	아홉째 지지 신	田	5	• 申月(신월) : 음력 7월 • 申請(신청) : 신고하여 청구함
620.	神	귀신 신	示	10	• 神昏(신혼) : 정신이 흐린 증상 • 神明(신명) : 생명 혹은 정신 혹은 초월적 절대자
621.	腎	콩팥 신	月(肉)	12	• 副腎(부신) : 좌우의 콩팥 위에 있는 내분비샘 • 腎精(신정) : 신(腎)이 담고 있는 정(精)
622.	臣	신하 신	臣	6	• 臣使之官(신사지관) : 심포(心包)를 달리 이르는 말 • 功臣(공신) : 나라에 공로(功勞)가 있는 신하
623.	身	몸 신	身	7	• 身熱(신열) : 온 몸에서 열이 나는 증상 • 身體(신체) : 사람의 몸
624.	辛	매울 신	辛	7	• 辛辣(신랄) : 매움 혹은 매우 날카롭고 예리함 • 辛勝酸(신승산) : 매운 맛(辛)이 신맛(酸)을 이김
625.	室	집 실	宀	9	• 宮室(궁실) : 궁전 안에 있는 방 • 精室(정실) : 精을 간직한 곳 혹은 남자의 고환

한자	뜻/음	부수	총획	용 례
626. 實	열매 실	宀	14	• 虛實(허실) : 부족함과 가득함 • 實證(실증) : 邪氣의 왕성함으로 인해 발생한 증상
627. 審	살필 심	宀	15	• 審平(심평) : 지나침도 부족함도 없는 金의 기운 • 審病(심병) : 병을 살핌
628. 心	마음 심	心	4	• 心主血(심주혈) : 心은 피를 주관함 • 心悸(심계) : 가슴이 두근거리는 증상
※ 沈	성씨 심 가라앉을 침	氵(水)	7	• 沈淸傳(심청전) : 전래 소설의 한 종류 • 脈沈(맥침) : 맥이 가라앉아 있음
629. 深	깊을 심	氵(水)	11	• 深層(심층) : 사물의 속이나 밑에 있는 깊은 층 • 深邪(심사) : 깊이 들어간 사기
630. 甚	심할 심	甘	9	• 甚至於(심지어) : 심하다 못해 나중에는 • 極甚(극심) : 몹시 심함
※ 拾	열 십 주울 습	扌(手)	9	• 拾壹(십일) : 11 • 收拾(수습) : 어수선한 사태를 거두어 바로 잡음
631. 雙	쌍 쌍	隹	18	• 雙身(쌍신) : 아이를 뱀 • 雙璧(쌍벽) : 우열을 가리기 어려운 둘
632. 氏	성 씨	氏	4	• 某氏(모씨) : 아무개 • 氏族(씨족) : 공동의 조상을 가진 혈연 공동체

ㅇ

	한자	뜻/음	부수	총획	용 례
633.	兒	아이 아	儿	8	• 嬰兒(영아) : 젖먹이 • 胎兒(태아) : 어미 뱃속의 아이
634.	牙	어금니 아	牙	4	• 齒牙(치아) : 이 • 牙齒動搖(아치동요) : 이가 흔들리는 증상
635.	阿	언덕 아	阝 (阜)	8	• 阿是穴(아시혈) : 아픈 자리를 穴 자리로 사용함 • 阿膠(아교) : 한약재의 한 종류
636.	雅	맑을 아	隹	12	• 雅量(아량) : 너그럽고 깊은 도량(度量) • 優雅(우아) : 아름다운 품위
637.	岳	큰 산 악	山	8	• 岳頭(악두) : 산꼭대기 • 張景岳(장경악) : 명나라 때의 한의학자
638.	惡	악할 악 미워할 오	心	12	• 惡疾(악질) : 고치기 힘든 병 • 惡寒(오한) : 으슬으슬 떨며 찬 기운을 싫어함
639.	安	편안할 안	宀	6	• 安保(안보) : 안전보장 • 安靜(안정) : 편안하고 고요함
640.	按	누를 안	扌 (手)	9	• 按摩(안마) : 몸을 두드리거나 주무름 • 按脈(안맥) : 맥을 짚어 봄
641.	案	책상 안	木	10	• 勘案(감안) : 참고(參考)하여 생각함 • 醫案(의안) : 진료 기록부

한자	뜻/음	부수	총획	용 례
642. 眼	눈 안	目	11	• 眼睛(안정) : 눈동자 • 口眼喎斜(구안와사) : 입과 눈이 한쪽으로 틀어진 병증
643. 顏	얼굴 안	頁	18	• 顏面(안면) : 얼굴 • 破顏(파안) : 얼굴을 펴고 활짝 웃음
644. 庵	암자 암	广	11	• 庵堂(암당) : 암자의 집 • 古庵心腎丸(고암심신환) : 한약재 중의 한 종류
645. 央	가운데 앙	大	5	• 中央(중앙) : 가운데 • 震央(진앙) : 지진의 시작점 직선 위의 땅 위 지점
646. 昂	오를 앙	日	9	• 激昂(격앙) : 감정 등이 격렬히 일어남 • 汪昂(왕앙) : 청나라 때의 한의학자
647. 哀	슬플 애	口	9	• 哀惜(애석) : 슬프고 아깝게 여김 • 哀悼(애도) : 사람의 죽음을 슬퍼함
648. 艾	쑥 애	艹(艸)	6	• 艾葉(애엽) : 한약재의 한 종류 • 耆艾(기애) : 노인을 가리키는 말
649. 液	진 액	氵(水)	11	• 唾液(타액) : 침 • 津液(진액) : 몸 안의 액체를 통틀어 일컫는 말
650. 腋	겨드랑이 액	月(肉)	12	• 脇腋(협액) : 옆구리와 겨드랑이 • 扶腋(부액) : 겨드랑이를 붙들어 부축함
651. 夜	밤 야	夕	8	• 晝夜(주야) : 밤낮 • 徹夜(철야) : 밤을 새움

	한자	뜻/음	부수	총획	용 례
652.	野	들판 야	里	11	• 野人(야인) : 거친 사람 혹은 벼슬에서 물러난 사람 • 野望(야망) : 크게 이루겠다는 희망
653.	弱	약할 약	弓	10	• 强弱(강약) : 세고 약함 • 薄弱(박약) : 모자라고 약함
654.	略	간략할 약(략)	田	11	• 金匱要略(금궤요략) : 後漢代 장중경이 쓴 내용을 선별해 宋代에 편찬한 한의학서 • 省略(생략) : 덜어서 간략하게 함
655.	約	묶을 약	糸	9	• 制約(제약) : 조건을 붙여 제한함 • 脾約證(비약증) : 脾기능 장애로 인한 변비 증상
656.	若	같을 약	艹 (艸)	9	• 若干(약간) : 얼마 안 됨 • 萬若(만약) : 혹시
657.	藥	약 약	艹 (艸)	19	• 毒藥(독약) : 해로운 약 • 方藥(방약) : 처방에 따라 지은 약
658.	兩	두 양(량)	入	8	• 兩側(양측) : 양쪽의 옆면 • 一兩(일양) : 한 양. 약 37.5g
659.	凉	서늘할 양(량)	冫	10	• 納凉(납량) : 더위를 피해 서늘함을 맛봄 • 凉膈散(양격산) : 한약 처방 중의 한 종류
660.	梁	들보 양(량)	木	11	• 梁丘(양구) : 穴 자리 중의 한 종류 • 棟梁(동량) : 기둥 혹은 기둥이 될 만한 인물
661.	楊	버들 양	木	13	• 楊貴妃(양귀비) : 한약재의 한 종류 • 楊梅瘡(양매창) : 매독을 달리 이르는 말
662.	痒	앓을 양	疒	11	• 搔痒症(소양증) : 피부가 가려운 증상 • 軟痒(연양) : 간지럼

	한자	뜻/음	부수	총획	용 례
663.	瘍	종기 양	疒	14	• 瘡瘍(창양) : 상처를 포함한 피부 질환을 통틀어 말함 • 潰瘍(궤양) : 상처가 생기고 헐어 있는 상태
664.	良	좋을 양(량)	艮	7	• 消化不良(소화불량) : 소화가 잘 안됨 • 良好(양호) : 좋음
665.	襄	도울 양	衣	17	• 襄禮(양례) : 장례(葬禮)를 가리키는 말 • 襄奉(양봉) : 장례(葬禮)를 지냄을 높여 이르는 말
666.	量	헤아릴 양(량)	里	12	• 尿量減少(요량감소) : 소변량이 감소하는 증상 • 度量(도량) : 너그러운 마음과 깊은 생각
667.	陽	햇볕 양	阝(阜)	12	• 陰陽(음양) : 음과 양 • 太陽(태양) : 양이 큼 혹은 하늘의 해
668.	養	기를 양	食	15	• 調養(조양) : 몸을 보살피고 병을 다스림 • 補養(보양) : 보충하여 기름
669.	御	다스릴 어	彳	11	• 制御(제어) : 통제하여 복종시킴 • 御醫(어의) : 임금을 전문전으로 진료하는 의사
670.	於	어조사 어	方	8	• 於此彼(어차피) : 이렇든지 저렇든지 • 於中間(어중간) : 중간쯤
671.	瘀	어혈 어	疒	13	• 瘀滯(어체) : 뭉치고 얽혀서 정체됨 • 瘀血(어혈) : 뭉치고 정체된 비정상적 피
672.	魚	고기 어	魚	11	• 魚際(어제) : 穴 자리 중의 한 종류 • 魚類(어류) : 물고기 부류
673.	億	일억 억	亻(人)	15	• 林億(임억) : 송나라 때의 한의학자 • 億劫(억겁) : 셀 수 없이 긴 오랜 동안

	한자	뜻/음	부수	총획	용례
674.	抑	누를 억	扌(手)	7	• 抑鬱(억울) : 억눌려 답답함 • 抑肝(억간) : 간의 기운을 누름
675.	彦	선비 언	彡	9	• 諸彦(제언) : '여러 훌륭한 분들', 제현(諸賢)과 같음 • 任彦國(임언국) : 조선 시대의 한의학자
676.	焉	어찌 언	灬(火)	11	• 缺焉(결언) : 있어야 할 것이 없음. 결여(缺如)와 같음 • 焉敢(언감) : 어찌 감히
677.	言	말씀 언	言	7	• 言語(언어) : 말 • 發言(발언) : 말을 꺼냄
678.	嚴	엄할 엄	口	20	• 嚴殺(엄살) : 참혹히 죽임 • 嚴格(엄격) : 언행이 엄숙하고 격식이 있음
679.	業	일 업	木	13	• 罷業(파업) : 단결하여 일을 멈춤 • 就業(취업) : 직업을 얻음
680.	余	나 여	人	7	• 余輩(여배) : 우리 무리 • 余等(여등) : 우리들
681.	呂	음률 여(려)	口	7	• 律呂(율려) : 중국 고유 음악의 가락 • 呂氏春秋(여씨춘추) : 진(秦)나라의 여불위(呂不韋)가 지은 책
682.	如	같을 여	女	6	• 心身一如(심신일여) : 마음과 몸은 하나와 같음 • 缺如(결여) : 있어야 할 것이 없거나 모자람
683.	廬	오두막집 여(려)	广	19	• 神廬(신려) : 道家에서 코를 지칭하는 말 • 廬舍(여사) : 오두막집.

한자	뜻/음	부수	총획	용 례
684. 與	함께 할 여	臼	14	• 與人(여인) : 사람과 함께 함 • 夢與鬼交(몽여귀교) : 꿈에서 귀신과 성교함
685. 餘	넉넉할 여	食	16	• 餘裕(여유) : 넉넉하고 남음이 있음 • 餘暇(여가) : 남는 시간
686. 慮	생각할 여(려)	心	15	• 謀慮(모려) : 어떤 일에 대해 깊이 생각함 • 配慮(배려) : 도와주거나 보살펴 주려고 마음을 씀
687. 戾	어그러질 여(려)	戶	8	• 戾氣(여기) : 급성 전염병을 일으키는 邪氣 • 乖戾之氣(괴려지기) : 여기(戾氣)와 같은 말
688. 癘	창질 여(려)	疒	18	• 癘疫(여역) : 전염성 질병의 통칭 • 癘氣(여기) : 전염병을 일으키는 邪氣
689. 亦	또 역	亠	6	• 亦是(역시) : 마찬가지로 • 此亦(차역) : 이것 역시
690. 易	바꿀 역 쉬울 이	日	8	• 易經(역경) : 주역(周易)을 달리 부르는 말 • 簡易(간이) : 간단하고 쉬움
691. 曆	지날 역(력)	日	16	• 陽曆(양력) : 지구가 태양의 둘레를 한 바퀴 도는데 걸리는 시간을 1년으로 정한 역법 • 還曆(환력) : 만 60세
692. 疒	병들어 기댈 역(녁)	疒	5	
693. 疫	돌림병 역	疒	9	• 瘟疫(온역) : 급성 열성(熱性) 전염병의 통칭 • 免疫力(면역력) : 질병을 피하는 힘

	한자	뜻/음	부수	총획	용 례
694.	逆	거스를 역	辶(辵)	10	• 嘔逆(구역) : 구토 • 逆氣(역기) : 氣가 치밀어 오름
695.	煉	달굴 연(련)	火	13	• 煉丹(연단) : 도교에서 불로장생의 약을 만드는 일 • 煉藥(연약) : 고아서 만든 약
696.	延	끌 연	廴	7	• 遲延(지연) : 오래 끎 • 延年(연년) : 수명을 연장함
697.	涎	침 연	氵(水)	10	• 痰涎(담연) : 담음(痰飮)과 같은 뜻 혹은 가래침 • 涎液(연액) : 군침
698.	涓	시내 연	氵(水)	10	• 涓流(연류) : 작은 시내 혹은 미세함 • 塵涓(진연) : 먼지와 물방울처럼 작은 것
699.	淵	못 연	氵(水)	12	• 太淵(태연) : 穴 자리 중의 한 종류 • 鼻淵(비연) : 코에서 누런 콧물이 나오는 증상
700.	硏	연구할 연	石	11	• 硏究(연구) : 깊이 있게 생각하여 따져 봄 • 硏磨(연마) : 갈고 닦음
701.	緣	인연 연	糸	15	• 緣由(연유) : 일의 까닭 • 因緣(인연) : 맺어지는 관계
702.	聯	잇달 연(련)	耳	17	• 聯繫(연계) : 관계를 맺음 • 聯關(연관) : 연계와 같은 말
703.	衍	넘칠 연	行	9	• 敷衍(부연) : 자세히 설명을 늘어놓음 • 蔓衍(만연) : 널리 번져 퍼짐
704.	軟	부드러울 연	車	11	• 五軟(오연) : 어린 아이의 성장이 느린 5가지 증상 • 軟弱(연약) : 무르고 약함

	한자	뜻/음	부수	총획	용 례
705.	連	잇닿을 연(련)	辶(辵)	11	• 相連(상련) : 서로 잇닿음 • 連續(연속) : 죽 이어짐
706.	鉛	납 연	金	13	• 鉛筆(연필) : 흑연으로 쓰는 필기도구 • 鉛粉(연분) : 한약재 중의 한 종류
707.	熱	더울 열	灬(火)	15	• 寒熱(한열) : 차가움과 뜨거움 • 溫熱(온열) : 따듯함과 뜨거움
708.	斂	거둘 염(렴)	攵(攴)	17	• 斂汗(염한) : 땀을 멎게 함 • 收斂(수렴) : 모아 거둠
709.	厭	싫증날 염	厂	14	• 會厭(회염) : 후두 덮개 • 厭食(염식) : 음식 먹는 것을 싫어함
710.	廉	청렴할 염(렴)	广	13	• 廉泉(염천) : 穴 자리 중의 한 종류 • 廉恥(염치) : 부끄러움을 아는 마음
711.	念	생각 염(념)	心	8	• 欲念(욕념) : 욕심 • 忘念(망념) : 쓸데없는 생각
712.	炎	불꽃 염	火	8	• 腎炎(신염) : 신장(腎臟)에 생긴 염증 • 炎上(염상) : 불꽃이 타오름
713.	葉	잎 엽 성씨 섭	艹(艸)	13	• 枝葉(지엽) : 가지와 잎 • 葉天士(섭천사) : 청나라 때의 한의학자
714.	令	하여금 영(령)	人	5	• 時令(시령) : 한 해의 절기(節氣)를 달리 부르는 말 • 命令(명령) : 무엇을 하도록 시킴

한자	뜻/음	부수	총획	용례
715. 寧	편안할 영(녕)	宀	14	• 安寧(안녕) : 걱정이나 탈이 없음 • 康寧(강녕) : 몸이 건강하여 마음이 편안함
716. 榮	영화로울 영	木	14	• 榮氣(영기) : 혈맥 속을 흐르는 정미로운 물질 • 人參養榮湯(인삼양영탕) : 한약 처방 중의 한 종류
※한의학에서는 '榮'과 '營'이 혼용되는 경우가 많음				
717. 永	오랠 영	水	5	• 永遠(영원) : 길고 오랜 세월 • 永久(영구) : 끝없이 오램
718. 營	경영할 영	火	17	• 經營(경영) : 계획을 세워 운영함 • 營血(영혈) : 영기(營氣)와 혈(血)을 통칭함
719. 盈	찰 영	皿	9	• 充盈(충영) : 차서 가득함 • 盈虛(영허) : 가득함과 이지러짐
720. 英	꽃부리 영	艹(艸)	9	• 針灸聚英(침구취영) : 明代 고무(高武)가 쓴 한의학서 • 英華(영화) : 겉으로 드러난 아름다운 빛깔
721. 迎	맞이할 영	辶(辵)	8	• 人迎(인영) : 결후(結喉) 양쪽의 경동맥(頸動脈)이 뛰는 곳 • 迎香(영향) : 穴 자리 중의 한 종류
722. 靈	신령 영(령)	雨	24	• 靈樞(영추) : 황제내경 영추의 줄임말 • 靈根(영근) : 혀를 달리 부르는 말
723. 嬰	갓난아이 영	女	17	• 嬰孩(영해) : 어린 아이 • 嬰筋(영근) : 목의 양쪽에 있는 근육
724. 癭	혹 영	疒	22	• 癭腫(영종) : 목에 난 혹 • 菌癭(균영) : 균류(菌類)가 식물에 기생하여 만든 혹

	한자	뜻/음	부수	총획	용 례
725.	例	보기 예(례)	亻	8	• 凡例(범례) : 일러두기 • 發汗禁例(발한금례) : 발한 요법의 금기증
726.	藝	재주 예	艹 (艸)	19	• 藝術(예술) : 아름다움을 표현하는 활동 및 작품 • 演藝(연예) : 대중 앞에서 공연함
727.	禮	예절 예(례)	示	18	• 禮遇(예우) : 예로써 정중히 맞음 • 禮節(예절) : 예의에 관한 규칙
728.	豫	미리 예	豕	16	• 豫防(예방) : 미리 막음 • 豫後(예후) : 의사가 환자를 진찰하고 전망함
729.	醴	단술 예(례)	酉	20	• 甘醴(감례) : 단술 • 醴酒(예주) : 단술
730.	午	일곱째 지지 오	十	4	• 午後(오후) : 정오 이후 • 午月(오월) : 음력 5월
731.	吳	나라 이름 오	口	7	• 吳鞠通(오국통) : 청나라 때의 한의학자 • 吳茱萸(오수유) : 한약재 중의 한 종류
※	惡	미워할 오 악할 악	心	12	• 惡寒(오한) : 으슬으슬 떨며 찬 기운을 싫어함 • 惡疾(악질) : 고치기 힘든 병
732.	烏	까마귀 오	灬 (火)	10	• 烏梅(오매) : 한약재 중의 한 종류 • 白何首烏(백하수오) : 한약재 중의 한 종류
733.	誤	잘못할 오	言	14	• 誤治(오치) : 잘못 치료함 • 誤診(오진) : 잘못 진단함

	한자	뜻/음	부수	총획	용 례
734.	玉	구슬 옥	玉	5	• 玉泉(옥천) : 입안의 침 • 玉池(옥지) : 도가(道家)에서 입을 가리키는 말
735.	溫	따뜻할 온	氵(水)	13	• 低溫(저온) : 낮은 온도 • 溫熱之劑(온열지제) : 따뜻하고 뜨겁게 해주는 효능을 가진 약재
736.	壅	막을 옹	土	16	• 壅滯(옹체) : 막혀서 통하지 않음 • 壅塞(옹색) : 옹체와 같은 말 혹은 생활이 궁색함
737.	癰	악창 옹	疒	23	• 癰疽(옹저) : 피부에 생기는 종기 • 臀癰(둔옹) : 엉덩이에 생긴 옹저(癰疽)
738.	翁	늙은이 옹	羽	10	• 禿翁(독옹) : 대머리 노인 • 醉翁(취옹) : 술 취한 노인
739.	雍	화목할 옹	隹	13	• 懸雍垂(현옹수) : 목 젖 • 雍齒(옹치) : 늘 싫어하고 미워하는 사람
740.	臥	엎드릴 와	臣	8	• 不得臥(부득와) : 잠을 못 자는 증상 • 火之臥字(화인와자) : 火가 누운 글자 즉 '心'
741.	完	완전할 완	宀	7	• 完實無病(완실무병) : 완전히 건강해서 병이 없음 • 完勝(완승) : 완전(完全)하게 이김
742.	緩	느릴 완	糸	15	• 弛緩(이완) : 느슨해짐 • 徐緩(서완) : 진행이 느림
743.	脘	밥통 완	月(肉)	11	• 胃脘(위완) : 식도와 위가 만나는 부분 • 下脘(하완) : 穴 자리 중의 한 종류

	한자	뜻/음	부수	총획	용 례
744.	往	갈 왕	彳	8	• 往來(왕래) : 가고 옴 • 寒熱往來(한열왕래) : 오한과 발열이 번갈아 가고 옴
745.	旺	성할 왕	日	8	• 旺盛(왕성) : 한창 성함 • 陰虛火旺(음허화왕) : 陰이 虛하여 火가 왕성함
746.	汪	넓을 왕	氵(水)	7	• 汪洋(왕양) : 바다가 끝없이 넓음
747.	外	바깥 외	夕	5	• 外在(외재) : 밖에 있음 • 外邪(외사) : 외부에서 인체를 병들게 한 邪氣
748.	畏	두려워할 외	田	9	• 畏寒(외한) : 추위를 싫어함 • 畏光(외광) : 빛을 싫어함
749.	姚	예쁠 요	女	9	• 姚應鳳(요응봉) : 명나라 때의 한의학자 • 姚宜仲(요의중) : 명나라 때의 한의학자
750.	尿	오줌 요(뇨)	尸	7	• 尿血(요혈) : 소변에 피가 섞여 나오는 증상 • 遺尿(유뇨) : 소변을 자기도 모르게 지리는 증상
751.	搖	흔들릴 요	扌(手)	13	• 動搖(동요) : 흔들려 움직임 • 搖亂(요란) : 시끄럽고 어지러움
752.	療	병고칠 요(료)	疒	17	• 藥鍼療法(약침요법) : 주사기를 이용해 穴에 약물을 주입하는 치료법 • 刺絡療法(자락요법) : 삼릉침을 이용해 피를 빼는 치료법
753.	腰	허리 요	月(肉)	13	• 腰痛(요통) : 허리의 통증 • 腰帶(요대) : 허리띠
754.	要	중요할 요	襾	9	• 重要(중요) : 귀중하고 긴요함 • 要穴(요혈) : 중요한 穴

한자	뜻/음	부수	총획	용 례
755. 遼	멀 요	辶(辵)	16	• 遼遠(요원) : 까마득히 멈 • 遼廓(요확) : 하늘 혹은 끝없이 멀고 넓음
756. 醪	막걸리 요(료)	酉	18	• 濁醪(탁료) : 막걸리 • 醪醴(요례) : 달고 탁한 술의 한 종류
757. 慾	욕심 욕	心	15	• 肉慾(육욕) : 성적인 욕망 • 寡慾(과욕) : 적은 욕심
758. 容	얼굴 용	宀	10	• 天容(천용) : 穴 자리 중의 한 종류 • 容納(용납) : 받아들임
759. 庸	어리석을 용	广	11	• 庸劣(용렬) : 못생기고 재주가 남만 못하고 어리석음 • 庸醫(용의) : 실력 없는 의사
760. 用	쓸 용	用	5	• 體用(체용) : 본체와 그 작용 • 用藥(용약) : 약을 씀
761. 龍	용 용(룡)	龍	16	• 小青龍湯(소청룡탕) : 한약 처방 중의 한 종류 • 龍骨(용골) : 한약재 중의 한 종류
762. 于	어조사 우	二	3	• 于今(우금) : 지금까지 • 陰生于陽(음생우양) : 음은 양에서 생겨남
763. 偶	짝 우	亻(人)	11	• 偶然(우연) : 뜻밖에 저절로 되는 일 • 偶方(우방) : 약재의 숫자가 짝수인 처방
764. 右	오른쪽 우	口	5	• 右病左取(우병좌취) : 오른 쪽에 있는 증상을 왼쪽에 침을 놔서 치료함 • 右歸飮(우귀음) : 한약 처방 중의 한 종류
765. 宇	집 우	宀	6	• 宇宙(우주) : 공간과 시간 전체 • 眉宇(미우) : 이마의 눈썹 근처

	한자	뜻/음	부수	총획	용 례
766.	憂	근심할 우	心	15	• 憂愁(우수) : 근심과 걱정 • 萬病無憂散(만병무우산) : 한약 처방 중의 한 종류
767.	祐	도울 우	示	10	• 幸祐(행우) : 행복(幸福) • 三花神祐丸(삼화신우환) : 한약 처방 중의 한 종류
768.	禹	성씨 우	内	9	• 夏禹氏(하우씨) : 중국 하(夏)나라의 우(禹)임금 • 禹功散(우공산) : 한약 처방 중의 한 종류
769.	羽	깃 우	羽	6	• 羽聲(우성) : 중국의 오음인 궁상각치우(宮商角徵羽) 중 한 가지 • 肩羽(견우) : 어깨 깃
770.	虞	헤아릴 우	虍	13	• 虞摶(우단) : 명나라 때의 한의학자
771.	遇	만날 우	⻌(辵)	13	• 交遇(교우) : 만나서 교류함 • 境遇(경우) : 놓여 있는 조건이나 상황
772.	暈	어지러울 운(훈)	日	13	• 頭暈(두훈) : 머리가 어지러운 증상 • 眩暈(현훈) : 눈앞이 흐릿하고 머리가 어지러움
	※ 원음은 '운'인데 일반적으로 '훈'으로 읽음				
773.	運	돌 운	⻌(辵)	13	• 運鍼(운침) : 침을 놓은 후 이리 저리 돌리는 행위 • 運化(운화) : 소화된 음식물을 퍼뜨리는 脾의 기능

한자	뜻/음	부수	총획	용례
774. 雲	구름 운	雨	12	• 雲雨(운우) : 구름과 비 혹은 남녀의 육체적 관계 • 雲霧(운무) : 구름과 안개
775. 韻	음운 운	音	19	• 韻致(운치) : 품격을 갖춘 멋 • 韻律(운율) : 시(詩)의 음성적(音聲的) 형식
776. 鬱	막힐 울	鬯	29	• 抑鬱(억울) : 분하고 답답함 • 鬱結(울결) : 한곳에 몰려서 맺혀있음
777. 熊	곰 웅	灬(火)	14	• 熊膽(웅담) : 한약재의 한 종류 • 熊蜂(웅봉) : 호박벌
778. 雄	수컷 웅	隹	12	• 雌雄(자웅) : 암컷과 수컷 • 石雄黃(석웅황) : 한약재의 한 종류
779. 元	으뜸 원	儿	4	• 元氣(원기) : 근본적인 생명력 • 張元素(장원소) : 금나라 때의 한의학자
780. 原	근원 원	厂	10	• 原理(원리) : 사물의 근본이 되는 이치 • 原穴(원혈) : 臟腑의 原氣가 있는 12개의 穴
781. 員	인원 원	口	10	• 醫員(의원) : 의사 • 三員(삼원) : 몸을 상중하 혹은 겉과 속과 중간의 세 부위로 나눔
782. 圓	둥글 원	囗	13	• 圓利鍼(원리침) : 옛날에 사용하던 鍼의 한 종류 • 圓滑(원활) : 일이 매끄럽게 잘 되어 나감
783. 園	동산 원	囗	13	• 幼稚園(유치원) : 어린아이들의 교육기관 • 菜園(채원) : 채소를 심은 밭
784. 垣	담 원	土	9	• 李東垣(이동원) : 金元四大家 중의 한 사람 • 垣牆(원장) : 울타리

	한자	뜻/음	부수	총획	용 례
785.	源	근원 원	氵(水)	13	• 源泉(원천) : 사물의 근원 • 肝腎同源(간신동원) : 간과 신의 근본은 같음
786.	遠	멀 원	辶(辵)	14	• 遠志(원지) : 한약재 중의 한 종류 • 遠近(원근) : 멀고 가까움
787.	院	집 원	阝(阜)	10	• 學院(학원) : 교육 기관 • 醫院(의원) : 의사가 진료를 하는 장소
788.	月	달 월	月	4	• 月事(월사) : 월경 • 月經(월경) : 가임기 여성의 주기적이고 생리적인 자궁내막 탈락 현상
789.	越	넘을 월	走	12	• 秦越人(진월인) : 전국(戰國)시대의 전설적 의사인 편작(扁鵲)을 가리킴 • 狂越(광월) : 미쳐서 날뜀
790.	位	자리 위	亻(人)	7	• 正位(정위) : 바른 위치 • 穴位(혈위) : 침을 놓는 穴 자리
791.	危	위태할 위	卩	6	• 危險(위험) : 해로움이나 손실이 생길 우려가 있음 • 危證(위증) : 위험한 증상
792.	威	위엄 위	女	9	• 威儀(위의) : 위엄이 있고 엄숙함 • 威靈仙(위령선) : 한약재 중의 한 종류
793.	尉	벼슬 위	寸	11	• 尉官(위관) : 대위 중위 소위를 함께 이르는 말

※ 한의서에서는 주로 熨(눌러 덥게 할 위)의 의미로 쓰임

	한자	뜻/음	부수	총획	용 례
794.	爲	할 위	爪	12	• 當爲(당위) : 마땅히 해야 할 것 • 無爲(무위) : (억지로) 함이 없음

	한자	뜻/음	부수	총획	용 례
795.	緯	씨줄(가로줄) 위	糸	15	• 讖緯說(참위설) : 중국 漢代의 예언설 • 經緯(경위) : 일이 진행되어 온 과정
796.	胃	밥통 위	月(肉)	9	• 胃氣虛(위기허) : 胃의 기운이 허약함 • 養胃湯(양위탕) : 한약 처방 중의 한 종류
797.	萎	마를 위	艹(艸)	12	• 萎縮(위축) : 말라 쭈그러듦 • 萎黃(위황) : 胃氣가 허약하여 발생하는 黃疸
798.	衛	지킬 위	行	16	• 衛氣(위기) : 지키는 기운 • 防衛(방위) : 막아서 지킴
799.	謂	이를 위	言	16	• 云謂(운위) : 말함 • 或謂(혹위) : 누군가 말하길
800.	魏	나라 이름 위	鬼	18	• 阿魏(아위) : 한약재의 한 종류 • 魏武帝(위무제) : 위(魏) 나라의 무제 즉 조조(曹操)
801.	熨	눌러 덥게 할 위	火	15	• 熨法(위법) : 더운물이나 약물로 찜질함
802.	痿	저릴 위	疒	13	• 陰痿(음위) : 남자의 성기(性器)가 발기되지 않는 증상 • 夏痿症(하위증) : 여름을 타서 입맛이 없고 기운이 없는 증상
803.	瘤	혹 유(류)	疒	15	• 瘤贅(유췌) : 혹 • 瘤狀物(유상물) : 혹 모양으로 생긴 것
804.	乳	젖 유	乙	8	• 兩乳(양유) : 양쪽 젖가슴 • 乳兒(유아) : 젖먹이

한자	뜻/음	부수	총획	용례
805. 儒	선비 유	亻(人)	16	• 儒家(유가) : 공자의 학설을 연구하는 학자나 학파 • 儒門事親(유문사친) : 금나라 때 장자화가 쓴 한의학서
806. 兪	점점 유	入	9	• 五兪穴(오수혈) : 주슬(肘膝) 관절 이하에 위치한 60개의 특수혈 • 臑兪(노수) : 穴 자리 중의 한 종류
807. 劉	성씨 유(류)	刂(刀)	15	• 劉完素(유완소) : 금원사대가(金元四大家) 중 한 사람 • 劉寄奴草(유기노초) : 한약재의 한 종류
808. 喩	깨우칠 유	口	12	• 喩嘉言(유가언) : 청나라 때의 한의학자 • 隱喩法(은유법) : 비유법의 일종
809. 幼	어릴 유	幺	5	• 幼科(유과) : 소아과 • 長幼(장유) : 어른과 아이
810. 惟	생각할 유	忄(心)	11	• 思惟(사유) : 대상을 생각하는 일 • 惟獨(유독) : 오직 홀로
811. 愈	나을 유	心	13	• 治愈(치유) : 치료해서 병을 낫게 함 • 愈風湯(유풍탕) : 한약 처방 중의 한 종류
812. 柔	부드러울 유	木	9	• 柔潤(유윤) : 부드럽게 적심 • 剛柔(강유) : 단단함과 부드러움
813. 油	기름 유	氵(水)	8	• 油膜(유막) : 기름막 • 潤滑油(윤활유) : 마찰을 줄이는 기름
814. 流	흐를 유(류)	氵(水)	10	• 流走(유주) : 흐름 • 流涎(유연) : 침을 흘림

	한자	뜻/음	부수	총획	용 례
815.	游	헤엄칠 유	氵(水)	12	• 游溢(유일) : 흘러넘침 • 浮游(부유) : 공중이나 물 위에 떠다님
816.	濡	젖을 유	氵(水)	17	• 濡脈(유맥) : 물 위에 뜬 솜을 만지는 것 같은 맥 • 濡養(유양) : 촉촉하게 적셔서 기름
817.	由	말미암을 유	田	5	• 由來(유래) : 사물이나 일이 생겨남 • 經由(경유) : 거쳐 지나감
818.	留	머무를 유(류)	田	10	• 留聚(유취) : 머물러 모임 • 沮留(저류) : 막혀 머무름
819.	維	밧줄 유	糸	14	• 維持(유지) : 변함없이 계속하여 지탱함 • 陰維脈(음유맥) : 기경팔맥(奇經八脈) 중의 하나
820.	遺	남길 유	辶(辵)	16	• 遺精(유정) : 정액이 저절로 나오는 증상 • 遺棄(유기) : 버림
821.	酉	닭 유	酉	7	• 酉月(유월) : 음력 8월 • 酉時(유시) : 오후 5 ~ 7시
822.	類	무리 유(류)	頁	19	• 類經(유경) : 명나라 때 장개빈이 저술한 한의학서 • 類比(유비) : 비슷한 것끼리 비교함
823.	肉	고기 육	肉	6	• 肌肉(기육) : 피부를 뺀 인체의 살 • 筋肉(근육) : 힘줄과 살을 통틀어 이르는 말
824.	育	기를 육	肉	8	• 養育(양육) : 아이를 보살펴서 기름 • 孕育(잉육) : 임신과 육아(育兒)
825.	允	진실로 윤	儿	4	• 朴允德(박윤덕) : 조선 시대의 한의학자 • 允許(윤허) : 임금이 허가함

	한자	뜻/음	부수	총획	용 례
826.	尹	다스릴 윤	尸	4	• 尹吉榮(윤길영) : 한국의 한의학자
827.	潤	젖을 윤	氵(水)	15	• 滋潤(자윤) : 진액(津液)을 보충해서 윤택하게 함 • 濕潤(습윤) : 습기가 있고 촉촉함
828.	輪	바퀴 윤(륜)	車	15	• 轉輪(전륜) : 바퀴를 돌림 • 耳輪(이륜) : 귓바퀴
829.	律	법 율(률)	彳	9	• 規律(규율) : 일정한 질서나 차례 • 法律(법률) : 법
830.	癃	기운 없을 융(륭)	疒	17	• 癃閉(융폐) : 소변이 잘 나오지 않는 증상 • 癃病(융병) : 융폐(癃閉) 혹은 늙어서 기운이 약해지는 병
831.	隆	클 융(륭)	阝(阜)	12	• 隆盛(융성) : 풍성하고 왕성함 • 隆起(융기) : 두드러져 일어남
832.	殷	성할 은	殳	10	• 夏殷周(하은주) : 중국 고대의 세 왕조 • 殷豊(은풍) : 넉넉하고 많음
833.	銀	은 은	金	14	• 銀杏(은행) : 한약재 중의 한 종류 • 金銀花(금은화) : 한약재 중의 한 종류
834.	隱	숨길 은	阝(阜)	17	• 隱白(은백) : 穴 자리 중의 한 종류 • 隱蔽(은폐) : 가려서 숨김
835.	乙	새 을	乙	1	• 鍼灸甲乙經(침구갑을경) : 진(晉)나라 때 황보밀(皇甫謐)이 저술한 한의학서 • 太乙(태을) : 별자리 이름

한자	뜻/음	부수	총획	용 례
836. 淫	음란할 음	氵(水)	11	• 六淫(육음) : 외부에서 들어와 질병을 일으키는 風寒暑濕燥火의 여섯 가지의 사기(邪氣) • 淫氣(음기) : 비정상적인 기
837. 陰	응달 음	阝(阜)	11	• 陰邪(음사) : 陰的인 속성을 가진 邪氣 • 厥陰(궐음) : 음이 진행되는 3단계 중 마지막
838. 音	소리 음	音	9	• 五音(오음) : 궁(宮), 상(商), 각(角), 치(徵), 우(羽) • 騷音(소음) : 불쾌감을 자아내는 소리
839. 飮	마실 음	食	13	• 過飮(과음) : 술을 지나치게 마심 • 痰飮(담음) : 인체 내부의 비정상적 액상 물질의 통칭
840. 凝	엉길 응	冫	16	• 凝固(응고) : 엉겨서 굳어짐 • 凝結(응결) : 엉기어 뭉침
841. 應	응할 응	心	17	• 對應(대응) : 마주 대함 • 脈應(맥응) : 병의 증상에 맞는 맥이 나타남
842. 依	의지할 의	亻(人)	8	• 依賴(의뢰) : 남에게 부탁함 • 依存(의존) : 의지하며 존재함
843. 儀	거동 의	亻(人)	15	• 兩儀(양의) : 陽과 陰 • 祭儀(제의) : 제사(祭祀)의 의식(儀式)
844. 宜	마땅할 의	宀	8	• 因時制宜(인시제의) : 계절의 기후에 따라 맞게 (약을) 제조함 • 宜當(의당) : 마땅히
845. 意	뜻 의	心	13	• 意志(의지) : 이루고자 하는 마음 • 如意珠(여의주) : 뜻대로 이루어주는 구슬

한자	뜻/음	부수	총획	용 례
846. 疑	의심할 의	疋	14	• 質疑錄(질의록) : 명나라 장개빈이 저술한 한의학서 • 嫌疑(혐의) : 꺼려지고 의심스러움
847. 矣	어조사 의	矢	7	• 矣哉(의재) : ~ 인가 • 矣夫(의부) : 감탄사의 일종
848. 義	옳을 의	羊	13	• 意義(의의) : 말이나 글의 뜻 • 義務(의무) : 마땅히 하여야 할 일
849. 議	의논할 의	言	20	• 諫議(간의) : 임금에게 의견을 제시하고 의논함 • 協議(협의) : 여러 사람이 함께 의논함
850. 醫	의사 의	酉	18	• 醫家(의가) : 의술이 있는 사람 혹은 학파 • 神醫(신의) : 바라만 보고도 병을 아는 의사
851. 以	써 이	人	5	• 以後(이후) : 그 뒤 • 形以下(형이하) : 감각으로 감지되는 것
852. 利	이로울 이(리)	刂(刀)	7	• 小便不利(소변불리) : 소변이 잘 나오지 않는 증상 • 下利(하리) : 설사와 이질을 통틀어 이르는 말
853. 吏	벼슬아치 이(리)	口	6	• 官吏(관리) : 벼슬아치 • 監吏(감리) : 감독하는 관리
854. 已	이미 이	己	3	• 不得已(부득이) : 마지못하여 • 而已(이이) : ~ 할 뿐임
※ 易	쉬울 이 바꿀 역	日	8	• 簡易(간이) : 간단하고 쉬움 • 易經(역경) : 주역(周易)을 달리 부르는 말

한자	뜻/음	부수	총획	용 례
855. 李	성씨 이(리)	木	7	• 鬱李仁(울이인) : 한약재 중의 한 종류 • 李梴(이천) : 명나라 때의 한의학자
856. 爾	너 이	爻	14	• 偶爾(우이) : 우연(偶然)
857. 理	다스릴 이(리)	玉	11	• 紋理(문리) : 피부나 근육의 결 • 理中湯(이중탕) : 한약 처방 중의 한 종류
858. 異	다를 이	田	11	• 異功散(이공산) : 한약 처방 중의 한 종류 • 特異性(특이성) : 두드러지게 다른 성질
859. 痢	설사 이(리)	疒	12	• 下痢(하리) : 설사와 이질을 통틀어 이르는 말 • 泄痢(설리) : 설사와 이질
860. 移	옮길 이	禾	11	• 轉移(전이) : 다른 곳으로 옮김 • 移熱(이열) : 열을 옮김
861. 而	말 이을 이	而	6	• 登高而歌(등고이가) : 높은 곳에 올라가 노래를 부름 • 然而(연이) : 그러나(역접) 혹은 그러고 나서(순접)
862. 耳	귀 이	耳	6	• 耳鳴(이명) : 귓속에서 소리가 남 • 耳順(이순) : 듣는 대로 모두 이해함 혹은 60세를 달리 이르는 말
863. 裏	속 이(리)	衣	13	• 表裏(표리) : 겉과 속 • 裏熱實證(이열실증) : 몸 안의 열이 實한 증상
864. 里	마을 이(리)	里	7	• 鄕里(향리) : 시골 마을 • 里程標(이정표) : 거리와 방향을 알려주는 표지판

	한자	뜻/음	부수	총획	용 례
865.	離	떼 놓을 이	隹	19	• 陰陽離決(음양이결) : 음과 양이 분리됨 • 離經脈(이경맥) : 정상보다 지나치게 빨리 뛰거나 혹은 더디게 뛰는 맥
866.	餌	먹이 이	食	15	• 食餌(식이) : 음식물 • 餌藥(이약) : 몸을 補하기 위하여 먹는 약
867.	益	더할 익	皿	10	• 補益(보익) : 보태고 더함 • 差益(차익) : 뺄 것을 빼고 난 이익
868.	翼	날개 익	羽	17	• 類經圖翼(유경도익) : 명나라 때 장개빈이 쓴 한의학서 • 扶翼(부익) : 거들어서 도와 줌
869.	人	사람 인	人	2	• 人體(인체) : 사람의 몸 • 天人相應(천인상응) : 자연과 사람이 서로 영향을 주고받음
870.	咽	목구멍 인	口	9	• 咽乾(인건) : 목구멍이 마르는 증상 • 咽痛(인통) : 목구멍이 아픈 증상
871.	因	원인 인	囗	6	• 因果(인과) : 원인과 결과 • 心因性(심인성) : 마음이 원인임
872.	寅	셋째 지지 인	宀	11	• 寅月(인월) : 음력 정월(正月, 1월) • 寅時(인시) : 새벽 3 ~ 5시
873.	引	끌 인	弓	4	• 引氣(인기) : 기운을 끌어옴 • 導引法(도인법) : 팔다리를 움직이는 일종의 체조 방법
874.	藺	골풀 인(린)	艹(艸)	20	• 馬藺子(마린자) : 한약재 중의 한 종류

한자	뜻/음	부수	총획	용 례
875. 佚	편안할 일	亻(人)	7	• 奢佚(사일) : 사치스럽고 방탕함
876. 溢	넘칠 일	氵(水)	13	• 血溢(혈일) : 귀, 눈, 코, 입으로 피가 나오는 증상 • 溢出(일출) : 넘쳐 나옴
877. 任	맡길 임	亻(人)	6	• 任脈(임맥) : 기경팔맥(奇經八脈)의 하나 • 王淸任(왕청임) : 청나라 때의 한의학자
878. 壬	아홉째 천간 임	士	4	• 壬亂(임란) : 임진왜란(壬辰倭亂)의 준말 • 六壬(육임) : 길흉(吉凶)을 점치는 방법 중 한 종류
879. 姙	아이 밸 임	女	9	• 姙産婦(임산부) : 임신한 부인과 출산한 부인 • 避姙(피임) : 임신하지 않도록 막는 것
880. 臨	임할 임(림)	臣	17	• 客主加臨(객주가림) : 客氣가 主氣위에 가해지는 것 • 臨證(임증) : 임상(臨床)과 같은 말
881. 入	들 입	入	2	• 醫學入門(의학입문) : 明代 이천(李梴) 쓴 한 의학서 • 飮入于胃(음입우위) : 마신 것이 위(胃)로 들어감
882. 孕	아이 밸 잉	子	5	• 孕胎(잉태) : 아이를 밤 • 懷孕(회잉) : 잉태와 같은 말

ㅈ

	한자	뜻/음	부수	총획	용례
883.	刺	찌를 자	刂(刀)	8	• 刺針(자침) : 침을 찔러 넣음 • 針刺瀉血(침자사혈) : 침으로 찔러 피를 뺌
884.	字	글자 자	子	6	• 字句(자구) : 문자와 어구 • 說文解字(설문해자) : 한나라 때의 허신(許愼)이 저술한 한자 해설서
885.	慈	사랑할 자	心	13	• 慈悲(자비) : 사랑하고 불쌍히 여김 • 慈愛(자애) : 아랫사람에게 베푸는 사랑
886.	滋	불을 자	氵(水)	12	• 滋陰(자음) : 음을 보충함 • 滋養(자양) : 몸의 영양을 좋게 함
887.	炙	고기 구울 자(적)	火	8	• 燒炙(소자) : 불에 태우고 구음 • 炙甘草(자감초) : 볶은 감초
888.	煮	삶을 자	灬(火)	13	• 酒煮 : 약재를 술에 넣고 끓이거나 삶음 • 熏煮(훈자) : 찌거나 삶음
889.	紫	자줏빛 자	糸	11	• 紫舌(자설) : 자주색 혀 • 淡紫色(담자색) : 엷은 자줏빛
890.	者	놈 자	老	9	• 患者(환자) : 병에 걸린 사람 • 淸者爲營(청자위영) : 맑은 것은 영기(營氣)가 됨
891.	自	스스로 자	自	6	• 自汗(자한) : 저절로 땀이 나는 증상 • 自利(자리) : 저절로 설사가 나는 증상
892.	資	재물 자	貝	13	• 資格(자격) : 필요한 조건 • 資料(자료) : 바탕이 되는 재료

	한자	뜻/음	부수	총획	용례
893.	作	지을 작	人	7	• 著作(저작) : 책이나 작품 따위를 지음 • 製作(제작) : 물건을 만듦
894.	灼	불사를 작	火	7	• 燔灼(번작) : 물체를 태움 • 灼熱(작열) : 뜨겁게 타오름
895.	芍	함박꽃 작	艹(艸)	7	• 白芍藥(백작약) : 한약재 중의 한 종류 • 赤芍藥(적작약) : 한약재 중의 한 종류
896.	鵲	까치 작	鳥	19	• 扁鵲(편작) : 전국(戰國)시대의 전설적 의사 • 烏鵲橋(오작교) : 견우직녀 이야기에 나오는 다리
897.	殘	해칠 잔	歹	12	• 殘酷(잔혹) : 잔인하고 혹독함 • 殘留(잔류) : 남아서 머무름
898.	潛	잠길 잠	氵(水)	15	• 潛藏(잠장) : 잠기어 저장됨 • 潛陽熄風(잠양식풍) : 陽을 내려서 風을 그치게 함
899.	雜	섞일 잡	隹	18	• 傷寒雜病論(상한잡병론) : 後漢 장중경이 쓴 한의학서 • 雜念(잡념) : 쓸데없는 생각
900.	丈	어른 장	一	3	• 拙丈夫(졸장부) : 옹졸하고 겁이 많은 남자 • 丈人(장인) : 아내의 아버지
901.	壯	씩씩할 장	士	7	• 壯談(장담) : 확신을 가지고 하는 말 • 壯火(장화) : 지나치게 왕성한 화(火)
902.	將	장차 장	寸	11	• 將帥(장수) : 군사를 거느리는 우두머리 • 將次(장차) : 앞으로

	한자	뜻/음	부수	총획	용례
903.	張	베풀 장	弓	11	• 張介賓(장개빈) : 명나라 때의 한의학자 • 張仲景(장중경) : 한나라 때의 한의학자
904.	掌	손바닥 장	手	12	• 掌握(장악) : 손에 쥠 • 把握(파악) : 꽉 잡아 쥠 혹은 이해함
905.	漿	미음 장	水	15	• 承漿(승장) : 穴 자리 중의 한 종류 • 血漿(혈장) : 혈액의 고형 성분을 뺀 액체성분
906.	章	글 장	立	11	• 章門(장문) : 穴 자리 중의 한 종류 • 文章(문장) : 주어와 서술어를 갖추고 있는 글
907.	腸	창자 장	月(肉)	13	• 大小腸(대소장) : 대장(큰창자)과 소장(작은 창자) • 腸胃(장위) : 창자와 밥통
908.	臟	오장 장	月(肉)	22	• 五臟(오장) : 간(肝), 심(心), 비(脾), 폐(肺), 신(腎) • 臟腑辨證(장부변증) : 장부를 기준으로 증상을 분류하는 방법
909.	莊	풀 성할 장	艹(艸)	11	• 莊子(장자) : 전국(戰國)시대 사상가 혹은 그의 책 • 莊園(장원) : 귀족 소유의 넓은 토지
910.	藏	감출 장	艹(艸)	18	• 肝藏血(간장혈) : 간은 혈을 저장함 • 藏象學(장상학) : 인체 내부의 장부의 상태가 밖으로 드러나는 양상을 연구하는 학문
911.	長	길 장	長	8	• 生長(생장) : 태어나고 자람 • 齒更髮長(치경발장) : 이를 갈고 머리카락이 자람
912.	障	가로막을 장	阝(阜)	14	• 障碍(장애) : 기능을 못함 혹은 못하게 막는 것 • 障壁(장벽) : 칸막이로 막은 벽

	한자	뜻/음	부수	총획	용 례
913.	再	거듭 재	冂	6	• 再發(재발) : 다시 발생함 • 再昨年(재작년) : 지난해의 전 해
914.	在	있을 재	土	6	• 現在(현재) : 지금 • 命在頃刻(명재경각) : 목숨이 잠깐 사이에 달려 있음
915.	宰	재상 재	宀	10	• 主宰(주재) : 중심이 되어 맡아 처리함 • 賢宰相(현재상) : 어진 재상(宰相)
916.	材	재목 재	木	7	• 材木(재목) : 재료가 되는 나무 • 韓藥材(한약재) : 한약의 재료
917.	梓	가래나무 재	木	11	• 李中梓(이중재) : 명나라 때의 한의학자 • 梓白皮(재백피) : 한약재 중의 한 종류
918.	裁	마름질 할 재	衣	12	• 類證治裁(유증치재) : 청나라 때 임패금(林珮琴)이 저술한 한의학서 • 裁斷(재단) : 옷감 따위를 치수에 맞게 자름
919.	載	실을 재	車	13	• 記載(기재) : 기록하여 올림 • 揭載(게재) : 글이나 그림을 실음
920.	齋	재계할 재	齊	17	• 薛立齋(설립재) : 명나라 때의 한의학자인 설기(薛己)의 호(號) • 沐浴齋戒(목욕재계) : 목욕하고 몸가짐을 가다듬음
921.	猪	돼지 저	犭(犬)	12	• 猪苓(저령) : 한약재 중의 한 종류 • 猪突(저돌) : (멧돼지처럼) 돌진함
922.	疽	악성종기 저	疒	10	• 癰疽(옹저) : 종기 • 腦疽(뇌저) : 뒷통수의 머리카락이 난 경계 부위 한가운데에 생기는 종기

	한자	뜻/음	부수	총획	용 례
923.	著	드러날 저 붙을 착	艹(艸)	13	• 顯著(현저) : 뚜렷하게 드러남 • 著痺(착비) : 고정된 곳이 저린 증상
924.	貯	쌓을 저	貝	12	• 貯藏(저장) : 모아둠 • 貯蓄(저축) : 모아 쌓아둠
925.	褚	솜옷 저	衤(衣)	14	• 褚澄(저징) : 齊 나라 때의 관리이자 한의학자
926.	摘	딸 적	扌(手)	14	• 指摘(지적) : 꼭 집어서 가리킴 • 摘出(적출) : 속의 것을 끄집어내거나 도려냄
927.	的	과녁 적	白	8	• 動的(동적) : 움직이고 있는 모양 • 構造的(구조적) : 일정한 구조로 되어 있는 모양
928.	積	쌓을 적	禾	16	• 食積腰痛(식적요통) : 체해서 허리가 아픈 병 • 積聚(적취) : 쌓여서 모임 혹은 몸 안에 생긴 덩어리
929.	籍	서적 적	竹	20	• 書籍化(서적화) : 문서화 하는 것 • 診籍(진적) : 진료기록부
930.	赤	붉을 적	赤	7	• 面赤(면적) : 얼굴이 붉음 • 小便短赤(소변단적) : 소변양이 적고 색깔이 붉음
931.	適	갈 적	辶(辵)	15	• 適應(적응) : 환경에 알맞게 됨 • 胃脘不適(위완부적) : 위의 기능이 적절하지 않음

	한자	뜻/음	부수	총획	용 례
932.	傳	전할 전	亻(人)	13	• 傳經(전경) : 다른 경락으로 질병이 옮겨감 • 傳忠錄(전충록) : 明代 장개빈이 쓴 경악전서의 한 篇
933.	全	온전할 전	入	6	• 全一性(전일성) : 완전히 하나로 통일된 성질 • 全體(전체) : 전부
934.	典	법 전	八	8	• 靈蘭秘典論(영란비전론) : 황제내경의 한 篇
935.	專	오로지 전	寸	11	• 專門(전문) : 특히 잘하거나 집중하는 분야 • 專精(전정) : 정(精) 중에서 특히 맑은 정(精)
936.	展	펼 전	尸	10	• 發展(발전) : 더 나은 상태로 나아감 • 舒展(서전) : 펼쳐짐
937.	戰	싸울 전	戈	16	• 戰慄(전율) : 몸이 떨림 • 春秋戰國(춘추전국) : BC 8 ~ 3세기까지의 중국의 혼란 시대
938.	殿	큰 집 전	殳	13	• 殿閣(전각) : 궁궐 • 大雄殿(대웅전) : 절에서 석가모니 불상을 모신 법당
939.	煎	달임 전	灬(火)	13	• 一貫煎(일관전) : 한약 처방 중의 한 종류 • 花煎(화전) : 꽃지짐
940.	癲	미칠 전	疒	24	• 癲癎(전간) : 의식을 잃으며 경련성 발작을 하는 질환 • 癲狂(전광) : 정신이 이상해진 증상
941.	轉	회전할 전	車	18	• 轉化(전화) : 바뀜 • 轉移(전이) : 다른 곳으로 옮김

	한자	뜻/음	부수	총획	용 례
942.	錢	돈 전	金	16	• 錢乙(전을) : 송나라 때 한의학자 • 一錢(일전) : 약 3.75g
943.	切	끊을 절	刀	4	• 切脈(절맥) : 맥을 짚어서 진찰함 • 切診(절진) : 손으로 맥을 짚어서 하는 진단
944.	折	꺾을 절	扌(手)	7	• 反折(반절) : 경련이 나면서 몸이 뒤로 젖혀지는 증상 • 夭折(요절) : 일찍 죽음
945.	浙	강 이름 절	氵(水)	10	• 浙江省 : 중국 동중국해 연안에 있는 성(省)
946.	節	마디 절	竹	15	• 節氣(절기) : 한 해의 전체 시간을 24개로 나눈 시간의 마디 • 飮食有節(음식유절) : 음식은 절제해야 함
947.	絶	끊을 절	糸	12	• 根絶(근절) : 뿌리째 없앰 • 絶命(절명) : 목숨이 끊어짐
948.	漸	점점 점	氵(水)	14	• 漸衰(점쇠) : 점점 쇠약해짐 • 漸增(점증) : 점점 증가함
※	点	점 점	灬(火)	9	• 起始点(기시점) : 시작하는 부분 • 点主(점주) : 상점의 주인

※ 點(점)의 속자로 같은 글자임

	한자	뜻/음	부수	총획	용 례
949.	點	점 점	黑	17	• 觀點(관점) : 생각의 태도나 방향 • 反應點(반응점) : 반응하는 부분
950.	接	접할 접	扌(手)	11	• 接觸部(접촉부) : 닿는 부위 • 間接灸(간접구) : 살에 직접 닿지 않게 뜨는 뜸

	한자	뜻/음	부수	총획	용 례
951.	丁	넷째 천간 정	一	2	• 丁寧(정녕) : 정말로 • 壯丁(장정) : 젊은 남자
952.	停	머무를 정	亻(人)	11	• 水濕停積(수습정적) : 濕이 머물러 쌓임 • 停滯(정체) : 흐르지 않고 머무름
953.	定	정할 정	宀	8	• 定喘湯(정천탕) : 한약 처방 중의 한 종류 • 血氣未定(혈기미정) : 혈과 기가 안정되지 않음
954.	庭	마당 정	广	10	• 內庭(내정) : 穴 자리 중의 한 종류 • 家庭(가정) : 한 가족이 생활하는 집
955.	廷	조정 정	廴	7	• 朝廷(조정) : 나라의 정치를 의논 및 집행하던 곳 • 廷孔(정공) : 여자의 요도 구멍
956.	情	뜻 정	忄(心)	11	• 七情(칠정) : 喜, 怒, 憂, 思, 悲, 驚, 恐 • 性情(성정) : 타고난 본성
957.	政	나랏일 정	攵(攴)	9	• 政治(정치) : 나라를 다스리는 일 • 國政(국정) : 나라의 정사
958.	整	가지런할 정	攵(攴)	16	• 均整(균정) : 고르고 가지런함 • 整體觀(정체관) : 전체와 부분이 하나의 통일체를 이룸
959.	正	바를 정	止	5	• 正氣(정기) : 바른 기운 • 中正(중정) : 곧고 올바름
960.	淨	깨끗할 정	氵(水)	11	• 清淨(청정) : 맑고 깨끗함 • 滌淨(척정) : 씻어서 깨끗하게 함

	한자	뜻/음	부수	총획	용 례
961.	睛	눈동자 정	目	13	• 眼睛(안정) : 눈동자 • 黑睛(흑정) : 검은 눈동자
962.	程	단위 정	禾	12	• 程子(정자) : 송나라 때의 유학자 • 過程(과정) : 일이 되어 가는 경로
963.	精	정밀할 정	米	14	• 精虛(정허) : 精이 허약함 • 精微(정미) : 정밀하고 자세함 혹은 고도로 정화된 것
964.	貞	곧을 정	貝	9	• 肩貞(견정) : 穴 자리 중의 한 종류 • 劉永貞(유영정) : 조선 시대의 한의학자
965.	鄭	나라 이름 정	阝(邑)	15	• 鄭聲(정성) : 의식이 흐리고 낮게 헛소리를 하는 증상 • 鄭重(정중) : 점잖고 묵직함
966.	靖	편안할 정	青	13	• 陶靖節(도정절) : 東晋 시대의 시인 도연명(陶淵明)
967.	靜	고요할 정	青	16	• 靜順(정순) : 水氣가 많지도 적지도 않은 해 • 鎮靜藥(진정약) : 정신을 안정시키는 약
968.	鼎	솥 정	鼎	13	• 石鼎(석정) : 돌로 만든 솥 • 鼎新(정신) : 낡은 것을 새롭게 고침
969.	証	증거 증	言	12	• 血証(혈증) : 피와 관련된 증상 • 熱証(열증) : 열과 관련된 증상
970.	制	마름질 할 제	刂(刀)	8	• 制約(제약) : 조건을 붙여 제한함 • 規制(규제) : 규정에 따른 제약
971.	劑	약 지을 제	刂(刀)	16	• 方劑(방제) : 처방에 따라 지은 약 • 補劑(보제) : 허약함을 보충하는 방제(方劑)

	한자	뜻/음	부수	총획	용례
972.	帝	임금 제	巾	9	• 黃帝(황제) : 중국 고대의 전설 속의 왕 • 黃帝內經(황제내경) : 춘추전국 시대에 형성된 것으로 알려진 가장 오래된 한의학서
973.	悌	공경할 제	忄(心)	10	• 孝悌(효제) : 부모에 대한 효도와 형제에 대한 우애 • 孝悌忠信(효제충신) : 효도와 우애와 충성과 믿음
974.	提	들 제	扌(手)	12	• 提起(제기) : 의견을 붙여 의논할 주제를 먼저 이야기함 • 益氣升提(익기승제) : 氣를 보충해 쳐진 것을 끌어올림
975.	濟	건널 제	氵(水)	17	• 救濟(구제) : 어려운 지경에 빠진 사람을 구함 • 水火旣濟(수화기제) : 火와 水가 서로 이미 도움
976.	第	차례 제	竹	11	• 第三十九難(제삼십구난) : 難經의 한 篇 • 第七頸椎(제칠경추) : 일곱 번째 목뼈
977.	臍	배꼽 제	月(肉)	18	• 臍下(제하) : 배꼽 아래 • 繞臍(요제) : 배꼽 둘레
978.	諸	모두 제	言	16	• 諸般心病(제반심병) : 모든 마음의 병 • 諸病(제병) : 모든 병
979.	除	없앨 제	阝(阜)	10	• 甘溫除熱(감온제열) : 달고 따뜻한 약은 열을 없앰 • 削除(삭제) : 일부를 깎아 없앰
980.	際	사이 제	阝(阜)	14	• 氣交之際(기교지제) : 기가 교차할 때 • 實際(실제) : 현실

	한자	뜻/음	부수	총획	용 례
981.	題	제목 제	頁	18	• 專題討論(전제토론) : 전문적인 주제에 대한 토론 • 問題(문제) : 답을 얻기 위한 물음
982.	齊	가지런할 제	齊	14	• 心律不齊(심율부제) : 심장의 박동이 가지런하지 않음 • 一齊(일제) : 다수가 같은 일을 한꺼번에 함
983.	兆	조짐 조	儿	6	• 徵兆(징조) : 어떤 일이 생길 기미 • 吉兆(길조) : 좋은 일이 있을 징조
984.	助	도울 조	力	7	• 助長(조장) : 도와서 자라게 함 • 相互協助(상호협조) : 서로 도움
985.	曹	마을 조	曰	11	• 曹操(조조) : 위(魏) 나라의 무제(武帝)
986.	朝	아침 조	月	12	• 肺朝百脈(폐조백맥) : 폐에 모든 맥이 모임 • 朝會(조회) : 아침 모임
987.	條	가지 조	木	11	• 條口(조구) : 穴 자리의 한 종류 • 條件(조건) : 갖추어야 하는 요소
988.	棗	대추나무 조	木	12	• 酸棗仁(산조인) : 한약재 중의 한 종류 • 大棗(대조) : 대추
989.	潮	조수 조	氵(水)	15	• 潮熱(조열) : 일정한 시간마다 발생하는 열 • 海潮(해조) : 주기적으로 밀려들었다가 나가는 바닷물
990.	照	비출 조	灬(火)	13	• 溫照(온조) : 따뜻함 • 日照量(일조량) : 햇빛이 비치는 양

	한자	뜻/음	부수	총획	용 례
991.	燥	건조할 조	火	17	• 陽明燥金(양명조금) : 양명은 건조한 특징이 있으면서 금에 해당함 • 燥濕(조습) : 마름과 습함
992.	爪	손톱 조	爪	4	• 爪甲(조갑) : 손톱 • 肝華在爪(화재조) : 간의 건강 상태가 손톱에 드러남
993.	祖	조상 조	示	10	• 先祖(선조) : 조상 • 太祖(태조) : 새로운 왕조를 연 왕
994.	糟	술찌꺼기 조	米	17	• 糟粕(조박) : 술을 걸러 내고 남은 찌꺼기
995.	組	조직할 조	糸	11	• 組織(조직) : 엮어서 만듦 • 勞組(노조) : 노동자들의 모임
996.	詔	알릴 조	言	12	• 詔使(조사) : 옛날 중국에서 오던 사신
997.	調	고를 조	言	15	• 通調水道(통조수도) : 물길이 통하게 조절함 • 調氣(조기) : 기의 흐름을 조절함
998.	趙	나라 이름 조	走	14	• 趙獻可(조헌가) : 명나라 때의 한의학자 • 趙高(조고) : 중국 진나라 때의 환관
999.	躁	성급할 조	足	20	• 躁急(조급) : 참을성 없이 급함 • 躁動(조동) : 조급하게 움직임
1000.	造	만들 조	⻌ (辵)	11	• 造藥(조약) : 민간요법으로 쓰던 약 • 創造(창조) : 처음으로 만듦
1001.	阻	막힐 조	⻖ (阜)	8	• 痰濕阻滯(담습저체) : 痰과 濕이 쌓여 막힘 • 瘀血內阻(어혈내저) : 어혈이 내부에 막힘

	한자	뜻/음	부수	총획	용례
1002.	鳥	새 조	鳥	11	• 熊經鳥伸(웅경조신) : 곰이 나뭇가지에 올라가고 새가 목을 길게 뺌(도가의 기공수련방법) • 冬鳥(동조) : 겨울새
1003.	族	겨레 족	方	11	• 家族(가족) : 부부를 중심으로 한 혈연집단 • 民族(민족)
1004.	足	발 족	足	7	• 足少陰腎經(족소음신경) : 12경락 중의 하나 • 足太陰脾經(족태음비경) : 12경락 중의 하나
1005.	存	있을 존	子	6	• 氣合神存(기합신존) : 기가 합하여 신이 존재하게 됨 • 存其心(존기심) : 본성을 유지함
1006.	尊	높을 존	寸	12	• 尊神說(존신설) : 신을 존경함에 대한 이론 • 尊君論(존군론) : 군주를 존경함에 대한 이론
1007.	卒	갑자기 졸	十	8	• 卒然(졸연) : 갑자기 • 卒厥(졸궐) : 갑자기 정신을 잃고 쓰러지면서 팔다리가 차가워지는 증상
1008.	宗	마루 종	宀	8	• 宗筋(종근) : 근육이 많이 모이는 곳 혹은 성기 부근 • 宗氣(종기) : 소화 흡수된 음식의 기운과 호흡을 통해 흡입된 기운이 결합해 형성된 기운
1009.	從	좇을 종	彳	11	• 從化(종화) : (~ 을) 따라서 바뀜 • 從事(종사) : 어떤 일을 따라감
1010.	種	씨앗 종	禾	14	• 芒種(망종) : 24절기의 하나 • 九種腰痛(구종요통) : 아홉 종류의 요통
1011.	終	끝날 종	糸	11	• 終絶(종절) : 끊어짐 • 脈終(맥종) : 맥이 끊어짐

	한자	뜻/음	부수	총획	용 례
1012.	縱	늘어질 종	糸	17	• 弛縱(이종) : 늘어짐 • 舌縱(설종) : 혀가 늘어져서 입 밖으로 나옴
1013.	腫	부스럼 종	月 (肉)	13	• 浮腫(부종) : 몸이 부음 • 水腫(수종) : 부종과 같은 말
1014.	佐	도울 좌	亻 (人)	7	• 君臣佐使(군신좌사) : 한약 처방의 약 배합 원칙 • 佐藥(좌약) : 한약 처방 중에서 주 치료 약재의 작용을 돕거나 부수적 증상을 치료하는 약
1015.	坐	앉을 좌	土	7	• 坐産(좌산) : 늘어뜨린 수건이나 줄 같은 것을 붙잡고 엉거주춤하게 앉아서 아이를 낳음 • 坐藥(좌약) : 항문이나 요도나 질에 넣는 외용약
1016.	左	왼쪽 좌	工	5	• 左顔(좌안) : 왼쪽 얼굴 • 左病刺右(좌병자우) : 왼쪽의 병에 우측 穴을 자침함
1017.	主	주인 주	丿	5	• 腎主骨(신주골) : 신은 뼈를 주관함 • 君主(군주) : 임금
1018.	周	두루 주	口	8	• 周身(주신) : 온몸 • 周易(주역) : 五經의 하나로 중국 주나라 때의 철학서
1019.	宙	집 주	宀	8	• 宇宙(우주) : 공간과 시간 전체 • 航宙法(항주법) : 우주 비행 방법
1020.	州	고을 주	川 (巛)	6	• 州都之官(주도지관) : 물을 모으는 역할을 담당하는 기관으로 방광을 지칭하는 말 • 中州之氣(중주지기) : 가운데 모이는 氣로 비위의 氣를 지칭하는 말
1021.	晝	낮 주	日	11	• 晝夜(주야) : 밤낮 • 晝宵(조소) : 밤낮

	한자	뜻/음	부수	총획	용 례
1022.	朱	붉을 주	木	6	• 朱色(주색) : 붉은색 • 朱砂(주사) : 한약재 중의 한 종류
1023.	注	물댈 주	氵(水)	8	• 下注(하주) : 아래로 흐름 • 流注(유주) : 흘러감
1024.	洲	섬 주	氵(水)	9	• 滿洲(만주) : 중국의 東北 지방 일대 • 三角洲(삼각주) : 강 하류에 생성되는 삼각형 모래밭
1025.	珠	구슬 주	玉	10	• 珍珠(진주) : 보석의 한 종류 • 連珠瘡(연주창) : 목에 생긴 조그만 여러 개의 멍울이 터진 증상
1026.	走	달릴 주	走	7	• 走向(주향) : 달리는 방향 • 走行(주행) : 달려감 혹은 흘러감
1027.	酒	술 주	酉	10	• 戒酒(계주) : 술을 끊음 • 飮酒(음주) : 술을 마심
1028.	肘	팔꿈치 주	月(肉)	7	• 兩肘(양주) : 양쪽 팔꿈치 • 肘膝(주슬) : 팔꿈치와 무릎
1029.	腠	살결 주	月(肉)	13	• 肉腠(육주) : 근육의 결 • 腠理(주리) : 피부의 결
1030.	准	승인할 준	冫	10	• 認准(인준) : 어떤 일을 승인함
1031.	準	기준 준	氵(水)	13	• 標準(표준) : 일의 기준 • 神形俱準(신형구준) : 정신과 몸이 모두 갖추어짐

	한자	뜻/음	부수	총획	용례
1032.	仲	버금 중	亻(人)	6	• 張仲景(장중경) : 漢代의 한의학자 • 仲裁(중재) : 가운데에서 조정함
1033.	衆	무리 중	血	12	• 大衆醫藥(대중의약) : 널리 이용되는 의학과 약 • 醫學從衆錄(의학종중록) : 淸代 진념조(陳念祖)가 저술한 한의학서
1034.	重	무거울 중	里	9	• 輕重(경중) : 가볍고 무거움 • 重證(중증) : 심한 증상
1035.	卽	곧 즉	卩	9	• 精太勞卽竭(정태로즉갈) : 精을 크게 쓰면 고갈됨 • 神太用卽勞(신태용즉로) : 마음을 크게 쓰면 피로해짐
※	則	곧 즉 법칙 칙	刂(刀)	9	• 虛則補其母(허즉보기모) : 허약할 때는 오행상 그 어머니 자리에 있는 걸 보충함 • 治則(치칙) : 치료 규칙
1036.	汁	진액 즙	氵(水)	5	• 膽汁(담즙) : 담에 저장되는 액체 • 精汁(정즙) : 장부가 저장하고 있는 정미로운 액체
1037.	增	불을 증	土	15	• 盛增秀(성증수) : 중국의 한의학자 • 增味(증미) : 약재의 종류를 늘림
1038.	症	증세 증	疒	10	• 血瘀症狀(혈어증상) : 피가 뭉쳐진 증상이나 이로 인해 파생되는 증상 • 胃內炎症(위내염증) : 위 안에 염증이 생긴 증상

	한자	뜻/음	부수	총획	용례
1039.	蒸	찔 증	艹(艸)	14	• 熏蒸(훈증) : 뜨거운 연기에 찌거나 연기를 쬠 • 蒸蒸發熱(증증발열) : 몸이 후끈 달면서 열이 남
1040.	證	증세 증	言	19	• 鬱證(울증) : 기가 쌓여서 발생하는 증상 • 辨證(변증) : 증상을 감별함
1041.	地	땅 지	土	6	• 地之所生(지지소생) : 땅의 기운이 만들어 내는 것 • 六味地黃湯(육미지황탕) : 한약 처방 중의 한 종류
1042.	志	뜻 지	心	7	• 腎藏志(신장지) : 신이 志를 저장함 • 神志不定(신지부정) : 정신이 안정되지 못함
1043.	持	가질 지	扌(手)	9	• 固持(고지) : 굳게 지님 • 保持(보지) : 간직함
1044.	指	손가락 지	扌(手)	9	• 小指(소지) : 새끼손가락 혹은 새끼발가락 • 次指(차지) : 두 번째 손가락 혹은 다음 손가락
1045.	支	가를 지	支	4	• 地支(지지) : 시간과 공간의 12분류 • 支脈(지맥) : 원 줄기에서 갈라져 나간 맥
1046.	旨	뜻 지	日	6	• 六微旨大論(육미지대론) : 황제내경의 한 篇 • 醫旨緖餘(의지서여) : 明代 손일규(孫一奎)가 쓴 한의학서
1047.	智	슬기 지	日	12	• 智力(지력) : 지혜의 힘 혹은 지혜의 능력 • 智齒(지치) : 사랑니
1048.	枝	가지 지	木	8	• 分枝(분지) : 원줄기에서 갈라져 뻗어 나간 가지 • 桂枝湯(계지탕) : 한약 처방 중의 한 종류

한자	뜻/음	부수	총획	용 례
1049. 池	연못 지	氵(水)	6	• 曲池(곡지) : 穴 자리 중의 한 종류 • 風池(풍지) : 穴 자리 중의 한 종류
1050. 知	알 지	矢	8	• 不知(부지) : 알지 못함 • 無知(무지) : 아는 것이 없음
1051. 肢	사지 지	月(肉)	8	• 肢體(지체) : 팔다리와 몸 • 四肢(사지) : 사람의 두 팔과 두 다리
1052. 脂	기름 지	月(肉)	10	• 脂膏(지고) : 지방 • 脂膜(지막) : 장을 감싸고 있는 막
1053. 至	이를 지	至	6	• 至上(지상) : 가장 높은 위 • 冬至(동지) : 24절기의 하나
1054. 趾	발가락 지	足	11	• 足趾(족지) : 발가락 • 趾甲(지갑) : 발톱
1055. 遲	늦을 지	辶(辵)	16	• 五遲(오지) : 아이의 발육이 늦어지는 다섯 가지 증상 • 遲鈍(지둔) : 늦고 미련함
1056. 直	곧을 직	目	8	• 强直(강직) : 꿋꿋하고 곧음 • 直中(직중) : 한가운데 혹은 바로 들어감
1057. 振	떨칠 진	扌(手)	10	• 不振(부진) : 활발하게 활동하지 못함 • 振寒(진한) : 추워하면서 몸을 떠는 증상
1058. 晋	나아갈 진	日	10	• 晋皇甫謐(진황보밀) : 진나라의 황보밀 • 晋王叔和(진왕숙화) : 진나라의 왕숙화
1059. 津	나루 진	氵(水)	9	• 津液(진액) : 체내의 정상적 액체의 총칭 • 津脫(진탈) : 진액이 다 없어짐

	한자	뜻/음	부수	총획	용 례
1060.	珍	보배 진	玉	9	• 李時珍(이시진) : 명나라 때의 한의학자 • 珍珠囊(진주낭) : 금(禁)나라 때 장원소(張元素)가 저술한 한의학서
1061.	疹	홍역 진	疒	10	• 發疹(발진) : 좁쌀만한 종기가 돋는 증상 • 風疹(풍진) : 발진이 동반되는 급성 피부 전염병
1062.	盡	다할 진	皿	14	• 未盡(미진) : 아직 다하지 못함 • 消盡(소진) : 다 없어짐
1063.	眞	참 진	目	10	• 眞人(진인) : 진짜 사람 혹은 신의 경지에 오른 사람 • 眞精(진정) : 腎에 저장된 精
1064.	秦	나라 이름 진	禾	10	• 秦越人(진월인) : 전국시대 한의학자인 편작을 지칭 • 秦漢代(진한대) : 진과 한나라 시대
1065.	診	진찰할 진	言	12	• 望診(망진) : 보이는 것을 활용해 진찰함 • 脈診(맥진) : 맥을 진찰함
1066.	辰	다섯째 지지 진	辰	7	• 辰戌(진술) : 용의 해와 개의 해 • 辰月(진월) : 3월
1067.	進	나아갈 진	辶(辵)	12	• 心悸亢進(심계항진) : 심장이 지나치게 빨라짐 • 進食(진식) : 음식 먹는 양이 늘어남
1068.	鎭	진압할 진	金	18	• 鎭咳(진해) : 기침을 그치게 함 • 鎭痙(진경) : 경련을 그치게 함
1069.	陳	늘어놓을 진	阝(阜)	11	• 陳皮(진피) : 한약재 중의 한 종류 • 二陳湯(이진탕) : 한약 처방 중의 한 종류

	한자	뜻/음	부수	총획	용 례
1070.	震	벼락 진	雨	15	• 震顫(진전) : 몸을 많이 떠는 증상 • 震卦(진괘) : 주역 팔괘 중의 하나
1071.	疾	질병 질	疒	10	• 疾痛(질통) : 병으로 인한 아픔 • 怪疾(괴질) : 기이한 질병
1072.	質	바탕 질	貝	15	• 性質(성질) : 가지고 있는 특징 • 本質(본질) : 근본적인 성질
1073.	執	잡을 집	土	11	• 執脈(집맥) : 맥을 짚음 • 執證(집증) : 증상을 종합함
1074.	集	모일 집	隹	12	• 總集處(총집처) : 모두 모이는 곳 • 醫方集解(의방집해) : 淸代 왕앙(汪昻)이 쓴 한의학서
1075.	徵	징조 징 음률이름 치	彳	15	• 性徵(성징) : 수컷과 암컷을 구분 짓는 특징 • 宮商角徵羽(궁상각치우) : 중국 음악의 오음(五音)
1076.	澄	맑을 징	氵(水)	15	• 澄水(징수) : 맑은 물 • 明澄(명징) : 밝고 맑음

ㅊ

	한자	뜻/음	부수	총획	용 례
1077.	次	버금 차	欠	6	• 次例(차례) : 순서 • 目次(목차) : 제목으로 정리한 순서
1078.	此	이 차	止	6	• 刺此(자차) : 이것을 찌름 • 此事難知(차사난지) : 元代 왕호고(王好古)가 쓴 한의학서
※	著	붙을 착 드러날 저	艹(艸)	13	• 著痺(착비) : 고정된 곳이 저린 증상 • 顯著(현저) : 뚜렷하게 드러남
1079.	錯	섞일 착	金	16	• 錯簡(착간) : 책 내용이 잘못 정렬되어 있음 • 錯誤(착오) : 착각에 의한 잘못
1080.	撰	지을 찬	扌(手)	15	• 奉敎撰(봉교찬) : 임금의 교지를 받들어 책을 지음
1081.	纂	모을 찬	糸	20	• 校合編纂(교합편찬) : 교정한 것을 취합해 모아 엮음 • 纂錄(찬록) : 모아 기록함
1082.	察	살필 찰	宀	14	• 考察(고찰) : 깊이 생각해서 살핌 • 察色按脈(찰색안맥) : 얼굴색을 보고 맥을 살핌
※	參	간여할 참 석 삼	厶	11	• 參考(참고) : 살펴서 생각함 • 參拾(삼십) : 30

	한자	뜻/음	부수	총획	용 례
1083.	倉	창고 창	人	10	• 地倉(지창) : 穴 자리 중의 한 종류 • 太倉(태창) : 큰 창고
1084.	創	창조할 창	刂(刀)	12	• 創造力(창조력) : 창조하는 능력 • 創案(창안) : 처음으로 만듦
1085.	昌	창성할 창	日	8	• 昌盛(창성) : 왕성함 • 繁昌(번창) : 번성하여 왕성함
1086.	暢	펼 창	日	14	• 血流暢旺(혈류창왕) : 혈류가 왕성하게 펼쳐짐 • 和暢(화창) : 날씨가 온화하고 맑음
1087.	瘡	부스럼 창	疒	15	• 頭瘡(두창) : 머리에 나는 종기 • 馬刀瘡(마도창) : 목에 나는 작은 종기의 한 종류
1088.	脹	배부를 창	月(肉)	12	• 脹滿(창만) : 배가 부풀어 오르고 그득함 • 腹脹(복창) : 배가 부풀어 오름
1089.	蒼	푸를 창	艹(艸)	14	• 面色蒼白(면색창백) : 얼굴이 창백함 • 蒼生(창생) : 백성
1090.	菜	나물 채	艹(艸)	12	• 菜蔬(채소) : 밭에서 기르는 농작물
1091.	蔡	성씨 채	艹(艸)	15	• 蔡仁植(채인식) : 한국의 한의학자 • 蔡得沂(채득기) : 조선시대의 한의학자
1092.	采	캘 채	釆	8	• 采取(채취) : 골라서 캐어 냄 • 風采(풍채) : 의젓한 겉모양
1093.	處	머무를 처	虍	11	• 居處(거처) : 사는 곳 • 結聚處(결취처) : 모여서 뭉친 곳

한자	뜻/음	부수	총획	용 례
1094. 尺	자 척	尸	4	• 右尺脈(우척맥) : 우측 손목 부위 중 일부(尺부위)에서 느껴지는 맥 • 尺膚診(척부진) : 팔 전면의 피부색을 보는 진찰법
1095. 脊	등뼈 척	月(肉)	10	• 脊强(척강) : 등골뼈가 굳어진 증상 • 外感腰脊病(외감요척병) : 太陽人 질병의 큰 분류 중 하나
1096. 喘	헐떡거릴 천	口	12	• 咳嗽氣喘(해수기천) : 기침 가래가 있고 숨을 헐떡임 • 喘喝(천갈) : 목 안에서 그르렁거리며 가래 끓는 소리가 나면서 숨이 가쁜 증상
1097. 天	하늘 천	大	4	• 天象(천상) : 천체(天體)의 현상 • 天下之大本(천하지대본) : 하늘 밑에서의 큰 근본
1098. 泉	샘 천	水	9	• 在泉(재천) : 한해의 후반부를 지배하는 기운 • 玉泉(옥천) : 입안의 침 즉 타액
1099. 淺	얕을 천	氵(水)	11	• 淺深(천심) : 얕음과 깊음 • 淺學(천학) : 학문이 얕음
1100. 遷	옮길 천	辶(辵)	16	• 司馬遷(사마천) : 전한 시대의 학자 • 不遷正(불천정) : 시간에 맞는 運氣가 들어오지 않음
1101. 闡	열 천	門	20	• 闡發(천발) : 드러내어 밝힘 • 闡明(천명) : 분명하게 드러내서 밝힘
1102. 鐵	쇠 철	金	21	• 鐵粉(철분) : 철의 가루

	한자	뜻/음	부수	총획	용 례
1103.	淸	맑을 청	氵(水)	11	• 柔肝淸熱(유간청열) : 肝氣를 부드럽게 하고 열을 식힘 • 健脾升淸(건비승청) : 脾氣를 건강하게 하고 맑은 기운을 상승시킴
1104.	靑	푸를 청	靑	8	• 靑色(청색) : 파란색 • 面脣靑紫(면순청자) : 얼굴과 입술 색깔이 푸른 보라색임
1105.	涕	눈물 체	氵(水)	10	• 涕泣(체읍) : 눈물을 흘리며 욺 • 肺爲涕(폐위체) : (다섯 가지 체액 중) 폐와 관련된 것은 콧물임
1106.	滯	막힐 체	氵(水)	14	• 食滯痞滿(식체비만) : 체해서 배가 답답하고 그득함 • 結滯(결체) : 맺혀서 응체됨
1107.	體	몸 체	骨	23	• 體化(체화) : 물체가 변화함 • 本體(본체) : 사물의 근본 정체
1108.	初	처음 초	刀	7	• 初動(초동) : 맨 처음에 하는 행동 • 最初(최초) : 맨 처음
1109.	抄	뽑아 기록할 초	扌(手)	7	• 醫略抄(의략초) : 984년 일본에서 출간된 한의학서 • 抄錄(초록) : 뽑은 기록
1110.	楚	나라 이름 초	木	13	• 楚漢(초한) : 초나라와 한나라 • 苦楚(고초) : 괴로움과 어려움
1111.	焦	그을릴 초	灬(火)	12	• 口乾脣焦(구건순초) : 입과 입술이 마름 • 三焦(삼초) : 인체 내 진액 흐름을 주관하는 무형의 臟腑

	한자	뜻/음	부수	총획	용례
1112.	草	풀 초	艹(艸)	10	• 本草綱目(본초강목) : 명나라 때 이시진(李時珍)이 저술한 한의학서 • 炙甘草湯(자감초탕) : 한약 처방 중의 한 종류
1113.	超	넘을 초	走	12	• 超越(초월) : 뛰어 넘음 • 超過(초과) : 무엇인가를 지나침
1114.	鈔	베낄 초	金	12	• 精鈔本(정초본) : 옮겨 베껴 쓴 판본
1115.	促	재촉할 촉	人	9	• 呼吸短促(호흡단촉) : 호흡이 짧고 급함 • 促進(촉진) : 재촉하여 빨리 나아가게 함
1116.	蜀	나라 이름 촉	虫	13	• 蜀漆(촉칠) : 한약재 중의 한 종류 • 蜀漢(촉한) : 유비가 세운 나라
1117.	寸	마디 촌	寸	3	• 寸口脈(촌구맥) : 요골 경상 돌기 부근에서 뛰는 맥 • 獨取寸口(독취촌구) : 촌구 부위에서만 맥을 취함
1118.	總	거느릴 총	糸	17	• 總論(총론) : 전체를 개괄적으로 설명한 글 • 總督(총독) : 총괄하여 감독함
1119.	聰	귀 밝을 총	耳	17	• 張志聰(장지총) : 청나라 때의 한의학자 • 聰明(총명) : 슬기롭고 도리에 밝음
1120.	撮	집을 촬	扌(手)	15	• 保嬰撮要(보영촬요) : 청나라 때 설개(薛鎧)가 저술한 한의학서 • 撮影(촬영) : 형상을 사진이나 영화로 찍음
1121.	崔	성씨 최	山	11	• 崔漢綺(최한기) : 조선 후기의 학자 • 崔奎憲(최규헌) : 일제 시대의 조선 한의학자

	한자	뜻/음	부수	총획	용 례
1122.	抽	뺄 추	扌 (手)	8	• 抽搐(추휵) : 경련을 일으킴 • 抽象(추상) : 개별 사물에서 공통되는 속성을 뽑아냄
1123.	推	밀 추	扌 (手)	11	• 推移(추이) : 옮겨가거나 변해 감 • 推動(추동) : 밀어 움직임
1124.	椎	망치 추	木	12	• 大椎(대추) : 穴 자리 중의 한 종류 • 脊椎(척추) : 척주를 이루는 각각의 뼈
1125.	樞	문지도리 추	木	15	• 靈樞(영추) : 황제내경 영추의 줄임말 • 樞軸(추축) : 사물의 운동의 중심이 되는 중요한 부분
1126.	秋	가을 추	禾	9	• 春秋戰國(춘추전국) : 춘추시대와 전국시대 • 春夏秋冬(춘하추동) : 봄, 여름, 가을, 겨울
1127.	鄒	나라 이름 추	阝 (邑)	13	• 鄒衍(추연) : 중국 전국시대의 사상가
1128.	丑	둘째 지지 축	一	4	• 辰戌丑未(진술축미) : 용과 개와 소와 양의 해 • 鷄鳴丑時(계명축시) : 닭이 우는 축시 곧 새벽 1 ~ 3시 사이
1129.	畜	쌓을 축	田	10	• 畜鷄(축계) : 가축으로 기르는 닭 • 畜馬(축마) : 가축으로 기르는 말
1130.	祝	빌 축	示	10	• 祝由(축유) : 주술 • 祝說病由(축설병유) : 환자에게 병의 원인을 설명해줌으로써 환자의 근심과 걱정을 없애주는 것
1131.	縮	줄일 축	糸	17	• 收縮(수축) : 오그라듦 • 囊縮(낭축) : 음낭이 오그라드는 증상

	한자	뜻/음	부수	총획	용 례
1132.	蓄	쌓을 축	艹(艸)	14	• 蓄積(축적) : 많이 모음 • 蓄血(축혈) : 피가 쌓여 있음 혹은 이로 인한 증상
1133.	逐	쫓을 축	辶(辵)	11	• 驅逐(구축) : 몰아서 내쫓음 • 逐邪(축사) : 邪氣를 몰아냄
1134.	春	봄 춘	日	9	• 春秋(춘추) : 봄과 가을 혹은 나이의 높임말 • 春困症(춘곤증) : 봄에 느끼는 나른한 증상
1135.	椿	참죽나무 춘	木	13	• 大椿(대춘) : 중국의 전설 속의 큰 나무
1136.	朮	삽주 출	木	5	• 白朮(백출) : 한약재 중의 한 종류 • 蔘笭白朮散(삼령백출산) : 한약 처방 중의 한 종류
1137.	充	찰 충	儿	6	• 充滿(충만) : 가득 참 • 充在肌(충재기) : 충만한 기운이 살에 있음
1138.	虫	벌레 충(훼)	虫	6	• '蟲' 字와 같이 쓰임
1139.	蟲	벌레 충	虫	18	• 蟲腹痛(충복통) : 기생충에 의한 복통 • 蟲垂炎(충수염) : 맹장염
1140.	衝	찌를 충	行	15	• 相衝(상충) : 서로 어긋남 • 太衝(태충) : 穴 자리 중의 한 종류
1141.	取	취할 취	又	8	• 取穴(취혈) : 치료에 사용할 穴 자리를 선택함 • 下病上取(하병상취) : 하체의 병 치료를 위해 상체의 穴을 선택함

한자	뜻/음	부수	총획	용 례
1142. 吹	불 취	口	7	• 吹角(취각) : 뿔을 붐 • 吹入(취입) : 불어 넣음
1143. 聚	모일 취	耳	14	• 積聚(적취) : 쌓여서 모임 혹은 몸 안에 생긴 덩어리 • 偏聚(편취) : 치우쳐 모임
1144. 臭	냄새 취	自	10	• 臭覺(취각) : 후각과 같은 말 • 香臭(향취) : 좋은 느낌을 주는 냄새
1145. 側	곁 측	亻(人)	11	• 側部(측부) : 옆 부분 • 內側(내측) : 안쪽
※ 徵	음률이름 치 징조 징	彳	15	• 宮商角徵羽(궁상각치우) : 중국 음악의 오음(五音) • 性徵(성징) : 수컷과 암컷을 특징짓는 특징
1146. 治	다스릴 치	水	8	• 辨證施治(변증시치) : 증상을 변별해 치료를 함 • 針刺治療(침자치료) : 침을 놓아 치료함
1147. 致	보낼 치	至	10	• 理致(이치) : 사물의 정당한 조리 • 格致餘論(격치여론) : 원나라 때 주진형(朱震亨)이 저술한 한의학서
1148. 齒	이빨 치	齒	15	• 龍齒(용치) : 한약재 중의 한 종류 • 齒搖(치요) : 이빨이 흔들림
1149. 則	법칙 칙 곧 즉	刂(刀)	9	• 治則(치칙) : 치료 규칙 • 虛則補其母(허즉보기모) : 허약할 때는 오행상 그 어머니 자리에 있는 걸 보충함

	한자	뜻/음	부수	총획	용례
1150.	親	친할 친	見	16	• 儒門事親(유문사친) : 금나라 때 장자화(張子和)가 저술한 한의학서 • 切親(절친) : 아주 친근함
1151.	侵	침범할 침	亻(人)	9	• 侵入(침입) : 침범하여 들어감 • 外邪侵犯(외사침범) : 인체 외부의 邪氣가 침입함
1152.	沈	가라앉을 침 성씨 심	氵(水)	7	• 脈沈(맥침) : 맥이 가라앉아 있음 • 沈淸傳(심청전) : 전래 소설의 한 종류
1153.	針	바늘 침	金	10	• 針灸聚英(침구취영) : 明代 고무(高武)가 저술한 한의학서 • 耳針(이침) : 귀 부위에 침을 놓아 몸 전체의 병을 치료하는 방법
1154.	鍼	바늘 침	金	17	• 鍼灸學(침구학) : 침과 뜸을 연구하는 학문 • 鍼灸大成(침구대성) : 明代 양계주(楊繼洲)가 쓴 한의학서
1155.	蟄	숨을 칩	虫	17	• 驚蟄(경칩) : 24절기 중 하나 • 腎者主蟄(신자주칩) : 腎은 칩거를 주관함
1156.	稱	일컬을 칭	禾	14	• 俗稱(속칭) : 세속에서 보통 일컫는 칭호 • 脾稱濕土(비칭습토) : 脾를 濕土라고 부름

	한자	뜻/음	부수	총획	용 례
1157.	他	다를 타	亻(人)	5	• 他臟(타장) : 다른 臟 • 其他方面(기타방면) : 다른 분야
1158.	唾	침 타	口	11	• 唾液(타액) : 침 • 咳唾(해타) : 기침과 침
1159.	墮	떨어질 타	土	15	• 筋骨解墮(근골해타) : 뼈와 근육이 힘이 없어 몸을 지탱하기 어려운 증상 • 墮胎(타태) : 자연적 혹은 인공적 낙태(落胎)
1160.	陀	비탈질 타	阜	8	• 華陀(화타) : 漢末의 전설적 명의 • 華陀傳(화타전) : 화타에 관한 전기
1161.	佗	다를 타	亻(人)	7	• 華佗(화타) : 漢末의 전설적 명의 • 華佗傳(화타전) : 화타에 관한 전기

※ 陀와 佗를 혼용함

	한자	뜻/음	부수	총획	용 례
※	度	헤아릴 탁 법도 도	广	9	• 規度(규탁) : 헤아려서 계획함 • 脈度(맥도) : 맥의 길이 혹은 맥과 관련된 원리
1162.	托	맡길 탁	扌(手)	6	• 內托(내탁) : 종기가 곪았을 때 기혈을 보충해서 독을 몰아내는 방법 • 托裏消毒飮(탁리소독음) : 한약 처방 중의 한 종류
1163.	濁	흐릴 탁	氵(水)	16	• 降濁作用(강탁작용) : 탁한 것을 내리는 작용 • 升淸降濁(승청강탁) : 맑은 것은 올라가고 탁한 것은 내려옴

	한자	뜻/음	부수	총획	용례
1164.	脫	벗을 탈	月(肉)	11	• 虛脫(허탈) : 허약하여 기운이 빠지고 정신이 멍함 • 血脫(혈탈) : 피가 탈진함
1165.	湯	끓일 탕	氵(水)	12	• 溫膽湯(온담탕) : 한약 처방 중의 한 종류 • 湯液本草(탕액본초) : 원나라 때 왕호고(王好古)가 저술한 한의학서
1166.	兌	바꿀 태	儿	7	• 厲兌(여태) : 穴 자리 중의 한 종류 • 兌卦(태괘) : 주역 64괘 중 한 종류
1167.	台	별 이름 태	口	5	• 天台烏藥散(천태오약산) : 한약 처방 중의 한 종류 • 三台星(삼태성) : 큰곰자리에 있는 별
1168.	太	클 태	大	4	• 太過(태과) : 너무 지나침 • 太極(태극) : 천지가 나뉘기 전의 태초의 상태 혹은 우주의 궁극적 본체
1169.	態	모양 태	心	14	• 五態人論(오태인론) : 황제내경의 한 篇 • 動態(동태) : 사물의 움직이는 모양
1170.	泰	클 태	水	10	• 交泰殿(교태전) : 경복궁 안에 있는 임금과 왕비가 자는 건물 • 泰卦(태괘) : 주역 64괘 중 한 종류
1171.	胎	아이 밸 태	月(肉)	9	• 胞胎(포태) : 임신 • 經帶胎産(경대태산) :월경과 대하와 임신과 출산
1172.	擇	가릴 택	扌(手)	16	• 擇地(택지) : 좋은 땅을 고름 • 陳無擇(진무택) : 송나라 때의 한의학자
1173.	澤	못 택	氵(水)	16	• 潤澤(윤택) : 윤기가 있는 광택 • 色澤(색택) : 빛나는 윤기

	한자	뜻/음	부수	총획	용 례
1174.	吐	토할 토	口	6	• 吐血(토혈) : 피를 토함 • 吐液(토액) : 소화액을 토하는 현상
1175.	土	흙 토	土	3	• 胃土(위토) : 위는 토에 속함 • 濕土(습토) : 습이 토의 속성임
※	洞	밝을 통 빌 동	氵(水)	9	• 洞察(통찰) : 밝게 꿰뚫어 살핌 • 洞泄(동설 / 통설) : 찬 기운에 의한 설사의 한 종류
1176.	痛	아플 통	疒	12	• 排尿痛(배뇨통) : 소변볼 때 발생하는 아픔 • 腰痿痛(요위통) : 허리가 저리고 아픔
1177.	統	거느릴 통	糸	12	• 陰陽統一體(음양통일체) : 음과 양은 하나의 통일체라는 개념 • 脾統血(비통혈) : 脾는 피를 통솔함
1178.	通	통할 통	辶(辵)	11	• 流通(유통) : 흘러서 통함 • 相通(상통) : 서로 통함
1179.	堆	언덕 퇴	土	11	• 馬王堆漢墓(마왕퇴한묘) : 1971년에 중국 호남성에서 발견된 전한(前漢) 초의 무덤
1180.	退	물러날 퇴	辵	10	• 衰退(쇠퇴) : 쇠약해져 물러남 • 退熱(퇴열) : 열을 물리침
1181.	特	특별할 특	牛	10	• 特性(특성) : 특정한 것에만 있는 성질 • 特徵(특징) : 다른 것에 비해 특별히 눈에 뜨이는 점

ㅍ

	한자	뜻/음	부수	총획	용례
1182.	巴	땅 이름 파	己	4	• 巴豆(파두) : 한약재 중의 한 종류 • 巴戟(파극) : 한약재 중의 한 종류
1183.	波	물결 파	氵(水)	8	• 波動(파동) : 물결의 움직임 • 脈波(맥파) : 맥의 파동
1184.	派	물갈래 파	氵(水)	9	• 分派(분파) : 나뉜 갈래 • 溫補學派(온보학파) : 따뜻한 약으로 보충하는 치료법을 중시하는 학파
1185.	破	깨뜨릴 파	石	10	• 破陽(파양) : 양을 깨뜨림 혹은 양이 다함 • 陰陽破散(음양파산) : 음양이 깨져 흩어짐
1186.	判	판가름할 판	刂(刀)	7	• 審判(심판) : 살펴서 판단함 • 判斷(판단) : 어떤 일을 판가름함
1187.	版	널빤지 판	片	8	• 出版部(출판부) : 출판하는 부서 • 版圖(판도) : 한 나라의 영토
1188.	佩	찰 패	亻(人)	8	• 林佩琴(임패금) : 청나라 때의 한의학자 • 佩物(패물) : 몸에 차는 장식물
1189.	沛	비 쏟아질 패	氵(水)	7	• 精力充沛(정력충패) : 정력이 왕성함 • 沛然(패연) : (비나 폭포가) 세차게 쏟아짐
1190.	彭	성 팽	彡	12	• 彭祖(팽조) : 800년을 살았다는 전설 속 인물 • 彭祖攝生養性論(팽조섭생양성론) : 隋 나라 때 저술된 한의학서
1191.	偏	치우칠 편	亻(人)	11	• 偏側頭痛(편측두통) : 머리의 한쪽에서 나타나는 두통 • 偏枯(편고) : 한쪽 팔다리에 장애가 생긴 반신불수

	한자	뜻/음	부수	총획	용 례
※	便	편할 편 대소변 변	亻(人)	9	• 便安(편안) : 걱정 없이 좋음 • 大小便(대소변) : 똥과 오줌
1192.	扁	납작할 편	戶	9	• 扁鵲傳(편작전) : 전국(戰國)시대의 전설적 의사인 편작에 대한 전기(傳記) • 扁桃腺(편도선) : 목 안쪽에 위치한 림프조직
1193.	篇	책 편	竹	15	• 尙論篇(상론편) : 청나라 때 유창(喩昌)이 저술한 한의학서 • 內景篇(내경편) : 동의보감의 한 篇
1194.	編	엮을 편	糸	15	• 五臟生成編(오장생성편) : 황제내경 소문의 한 篇 • 壽世新編(수세신편) : 淸代 우승(尤乘)이 쓴 한의학서
1195.	砭	돌 침 폄	石	10	• 砭石(폄석) : 돌침
1196.	平	평평할 평	干	5	• 陰陽和平之人(음양화평지인) : 음과 양이 조화를 이룬 이상적인 사람 • 太平聖惠方(태평성혜방) : 북송 때 저술된 한의학서
1197.	肺	허파 폐	月(肉)	8	• 肺氣淸肅(폐기청숙) : 폐의 기운은 맑음 혹은 폐는 기를 맑게 함 • 肺氣喘急(폐기천급) : 폐의 기운이(호흡이) 헐떡거림
1198.	閉	닫을 폐	門	11	• 經閉不調(경폐부조) : 월경이 나오지 않으며 (월경이) 정상적이지 않음 • 癃閉(융폐) : 오줌이 잘 나오지 않는 증상

	한자	뜻/음	부수	총획	용례
1199.	包	쌀 포	勹	5	• 心包(심포) : 심장을 싸고 있는 막 혹은 한의학에서 말하는 無形의 臟 • 心包絡(심포락) : 심포와 같은 말
1200.	布	펼칠 포	巾	5	• 配布(배포) : 나눠 줌 • 塗布(도포) : 겉에 바름
1201.	抱	안을 포	扌(手)	8	• 負陰而抱陽(부음이포양) : 陰을 짊어지고 陽을 안음 • 抱朴子(포박자) : 東晉의 갈홍(葛洪)이 지은 도교 서적
1202.	胞	세포 포	月(肉)	9	• 女子胞(여자포) : 자궁 • 胞胎(포태) : 임신
1203.	炮	구울 포	火	9	• 加工炮制(가공포제) : 가공하여 제작함 • 炮烙(포락) : 불에 달구어 지짐
1204.	暴	사나울 폭	日	15	• 暴怒(폭노) : 분노가 폭발함 • 暴喜(폭희) : 매우 기쁨
1205.	標	표시할 표	木	15	• 標本(표본) : 표(標)와 본(本) • 標化的(표화적) : 표면적으로
1206.	表	겉 표	衣	8	• 表裏(표리) : 안과 밖 • 體表(체표) : 몸의 표면
1207.	品	물건 품	口	9	• 性品(성품) : 성질과 품격 • 三品藥性(삼품약성) : 상품과 중품과 하품으로 나뉘는 약의 성질
1208.	稟	줄 품	禾	13	• 先天稟賦(선천품부) : 선천적으로 받은 것 • 特稟質(특품질) : 선천적인 특수체질

	한자	뜻/음	부수	총획	용 례
1209.	豊	풍성할 풍	豆	13	• 豊隆(풍륭) : 穴 자리 중의 한 종류 • 豊厚(풍후) : 살쪄서 두툼함
1210.	風	바람 풍	風	9	• 風輪(풍륜) : 눈을 다섯으로 나눈 부위 중 하나 • 風木(풍목) : 風은 木의 성질이 있음
1211.	皮	가죽 피	皮	5	• 皮膚(피부) : 몸의 겉을 싼 껍질 • 皮毛(피모) : 피부와 털
1212.	避	피할 피	辶(辵)	17	• 避寒(피한) : 추위를 피함 • 避暑(피서) : 더위를 피함
1213.	必	반드시 필	心	5	• 醫宗必讀(의종필독) : 명나라 때 이중재(李中梓)가 저술한 한의학서 • 必要(필요) : 반드시 있어야 함
1214.	筆	붓 필	竹	12	• 筆答(필답) : 글로 답함 • 筆花醫鏡(필화의경) : 청나라 때 강함돈(江涵暾)이 저술한 한의학서

ㅎ

	한자	뜻/음	부수	총획	용 례
1215.	何	어찌 하	亻(人)	7	• 藏象何如(장상하여) : 장상(藏象)이 어떤 것인가? • 何夢瑤(하몽요) : 청나라 때의 한의학자
1216.	夏	여름 하	夊	10	• 初夏(초하) : 초여름 • 立夏(입하) : 24절기 중 하나
1217.	河	강 하	氵(水)	8	• 江河(강하) : 강과 하천 • 河圖(하도) : 복희(伏羲)가 黃河에서 얻었다는 그림
1218.	學	배울 학	子	16	• 學童期(학동기) : 아동기 • 醫學入門(의학입문) : 明代 이천(李梴)이 쓴 한의학서
1219.	瘧	학질 학	疒	14	• 瘧疾(학질) : 오한과 발열의 주기적 발작이 특징인 병 • 風瘧(풍학) : 風邪에 의해 발생한 학질
1220.	寒	찰 한	宀	12	• 振寒(진한) : 추워하면서 몸을 떠는 증상 • 惡寒(오한) : 으슬으슬 떨며 찬 기운을 싫어함
1221.	汗	땀 한	氵(水)	6	• 自汗(자한) : 저절로 땀이 나는 증상 • 汗孔(한공) : 땀구멍
1222.	漢	한수 한	氵(水)	14	• 漢醫學(한의학) • 通俗漢醫學原論(통속한의학원론) : 일제 때 조헌영이 저술한 한의학서
1223.	翰	날개 한	羽	16	• 書翰(서한) : 편지

	한자	뜻/음	부수	총획	용 례
1224.	韓	나라 이름 한	韋	17	• 韓醫學(한의학) • 韓方醫療(한방의료)
1225.	割	나눌 할	刂 (刀)	12	• 割引(할인) : 원래 값보다 싸게 팜 • 割治療法(할치요법) : 손바닥에서 소량의 피하 지방을 떼어내는 치료법
1226.	函	상자 함	凵	8	• 金匱玉函經(금궤옥함경) : 북송 때 간행된 한 의학서 • 函丈(함장) : 스승
1227.	含	머금을 함	口	7	• 內含(내함) : 안에 머금음 • 含意(함의) : 머금은 뜻
1228.	咸	모두 함	口	9	• 咸告(함고) : 다 일러바침 • 咸氏(함씨) : 남의 조카의 존칭
1229.	陷	빠질 함	阝 (阜)	11	• 陷入(함입) : 빠져 들어감 • 脾氣下陷(비기하함) : 비의 기운이 아래로 쳐짐
1230.	頷	턱 함	頁	16	• 頷可(함가) : 머리를 끄덕거려 승낙함 • 落頷(낙함) : 턱이 빠져 윗니와 아랫니가 맞지 않음
1231.	鹹	짤 함	鹵	20	• 鹹味(함미) : 짠 맛 • 腎主鹹(신주함) : 신은 짠 맛을 주관함
1232.	合	합할 합	口	6	• 心合小腸(심합소장) : 心과 小腸은 서로 영향을 미침 • 形神合一(형신합일) : 신체와 정신은 하나

	한자	뜻/음	부수	총획	용 례
1233.	闔	닫을 합	門	18	• 開闔樞(개합추) : 염과 닫음과 (가운데서) 조절함 • 開闔補瀉法(개합보사법) : 침을 뽑은 다음 穴자리를 막으면 보법(補法)이고 그냥 두면 사법(瀉法)
1234.	亢	높을 항	亠	4	• 肝陽偏亢(간양편항) : 간의 양기가 지나치게 항진됨 • 心火上亢(심화상항) : 심화가 항진됨
1235.	恒	항상 항	忄(心)	9	• 恒常(항상) : 언제나 • 奇恒之腑(기항지부) : 五臟六腑에 대비되는 6개의 인체 기관 즉 뇌(腦)·수(髓)·골(骨)·맥(脈)·담(膽)·여자포(女子胞)
1236.	杭	건널 항	木	8	• 杭州(항주) : 중국의 지명 • 上有天堂 下有蘇杭(상유천당 하유소항) : 하늘엔 천당이 있고 땅에는 소주(蘇州)와 항주(杭州)가 있음
1237.	肛	항문 항	月(肉)	7	• 肛門(항문) : 똥구멍 • 脫肛(탈항) : 항문 밖으로 腸이 빠져 나오는 증상
※	降	항복할 항 내릴 강	阝(阜)	9	• 降伏(항복) : 적에게 굴복 • 肅降(숙강) : 기를 맑혀 아래로 내려 보내는 작용
1238.	項	목 항	頁	12	• 頸項部(경항부) : 목 부위 • 項强(항강) : 목이 뻑뻑함
1239.	亥	돼지 해	亠	6	• 巳亥(사해) : 뱀의 해와 돼지의 해 • 亥時(해시) : 밤 9 ~ 11시

	한자	뜻/음	부수	총획	용 례
1240.	咳	기침 해	口	9	• 咳嗽(해수) : 기침 • 咳唾(해타) : 기침과 침
1241.	害	해로울 해	宀	10	• 相害(상해) : 서로 해가 됨 • 邪害空竅(사해공규) : 사기(邪氣)가 입, 코, 귀, 눈 등을 침범해 병을 일으킴
1242.	海	바다 해	氵 (水)	10	• 唐宗海(당종해) : 청나라 때의 한의학자 • 水穀之海(수곡지해) : 음식물이 모이는 바다
1243.	解	풀 해	角	13	• 解肌(해기) : 땀을 내서 기육(肌肉)의 邪氣를 몰아냄 • 舒肝解鬱(서간해울) : 간기가 울결된 것을 흩어뜨리고 맺힌 것을 품
1244.	骸	뼈 해	骨	16	• 四肢百骸(사지백해) : 온몸 • 形骸(형해) : 사람의 몸과 몸을 이룬 뼈
1245.	核	씨 핵	木	10	• 核心(핵심) : 사물의 중심이 되는 중요한 부분 • 梅核氣(매핵기) : 목에 뭔가가 걸려 있어 뱉어도 나오지 않고 삼켜지지도 않는 증상
1246.	行	갈 행	行	6	• 五行(오행) : 木火土金水의 움직임 • 行遲(행지) : 걸을 나이가 되어도 못 걷는 증상
1247.	向	향할 향	口	6	• 向心性(향심성) : 몸 중심 혹은 심장을 향하는 성질 • 走向(주향) : 달리는 방향
1248.	鄉	시골 향	阝 (邑)	13	• 六鄉(육향) : 중국 周代의 행정 구획 이름 • 鄉藥(향약) : 옛날 우리나라에서 생산된 약재
1249.	響	울림 향	音	22	• 聞響乃驚(문향내경) : 소리를 들으면 놀람 • 響聲破笛丸(향성파적환) : 한약 처방 중의 한 종류

	한자	뜻/음	부수	총획	용례
1250.	香	향기 향	香	9	• 迎香(영향) : 穴 자리 중의 한 종류 • 香味(향미) : 향기와 맛
1251.	虛	빌 허	虍	12	• 腎陽虛(신양허) : 신의 양기가 허함 • 虛邪(허사) : 몸이 허한 틈을 타서 침범한 사기
1252.	許	허락할 허	言	11	• 許浚(허준) : 조선시대 때의 한의학자 • 許愼(허신) : 漢나라 때의 한문학자
1253.	獻	바칠 헌	犬	20	• 趙獻可(조헌가) : 명나라 때의 한의학자
1254.	驗	경험할 험	馬	23	• 徵驗(징험) : 어떤 징후나 징조를 경험함 • 鍼灸經驗方(침구경험방) : 조선 시대 허임(許任)이 쓴 한의학서
1255.	革	가죽 혁	革	9	• 從革(종혁) : 金의 기운이 부족한 상태 • 革命(혁명) : 정치 체제를 바꾸는 일
1256.	弦	활시위 현	弓	8	• 脈弦(맥현) : 맥이 현(弦)함 • 沈弦(침현) : 맥이 침(沈)하면서 현(弦)함
1257.	懸	매달 현	心	20	• 懸雍垂(현옹수) : 목 젖 • 素問懸解(소문현해) : 청나라 때 황원어(黃元御)가 저술한 한의학서
1258.	玄	검을 현	玄	5	• 赤水玄珠(적수현주) : 명나라 때 손일규(孫一奎)가 저술한 한의학서 • 玄牝(현빈) : 만물을 생성하는 道
1259.	現	나타날 현	玉	11	• 現象(현상) : 나타난 모양 • 體現(체현) : 형태로써 나타남

	한자	뜻/음	부수	총획	용 례
1260.	眩	어지러울 현	目	10	• 眩暈症(현훈증) : 눈앞이 흐릿하고 머리가 어지러움 • 眩暈(현훈) : 현훈증과 같은 말
1261.	縣	고을 현	糸	16	• 郡縣(군현) : 군과 현 • 縣監(현감) : 조선 시대 현(縣)의 우두머리
※	見	나타날 현 볼 견	見	7	• 謁見(알현) : 귀한 사람을 찾아가 만남 • 識見(식견) : 학식과 견문
1262.	賢	어질 현	貝	15	• 賢人(현인) : 지혜로운 사람 • 龔廷賢(공정현) : 명나라 때의 한의학자
1263.	顯	나타날 현	頁	23	• 發顯(발현) : 숨겨져 있던 것이 드러나 보임 • 顯著(현저) : 드러나서 두드러짐
1264.	穴	구멍 혈	穴	5	• 氣穴(기혈) : 침을 놓거나 뜸을 뜨는 자리 • 穴位(혈위) : 혈의 위치
1265.	血	피 혈	血	6	• 血氣(혈기) : 피와 기운 • 氣血運行(기혈운행) : 기와 피가 운행함
1266.	脇	옆구리 협	月(肉)	10	• 胸脇部(흉협부) : 앞가슴과 양 옆구리 부위 • 季脇(계협) : 가슴 옆 부분의 제 11, 12연골 부위
1267.	頰	뺨 협	頁	16	• 頰部(협부) : 뺨 부위 • 頰赤(협적) : 뺨이 붉음
1268.	亨	형통할 형	亠	7	• 朱震亨(주진형) : 원나라 때의 한의학자 • 亨通(형통) : 모든 일이 잘 풀림

	한자	뜻/음	부수	총획	용례
1269.	刑	형벌 형	刂(刀)	6	• 秋刑(추형) : 가을의 차가운 기운을 형벌에 비유한 말 • 刑場(형장) : 사형을 집행하는 곳
1270.	型	거푸집 형	土	9	• 分型論治(분형논치) : 형태를 구분하여 치료를 논함 • 證型(증형) : 증상의 형태
1271.	形	모양 형	彡	7	• 長形(분형) : 길쭉한 모양 • 養形(양형) : 몸을 기름
1272.	滎	실개천 형	水	14	• 滎穴(형혈) : 12경맥에 각각 하나씩 있는 특수혈
1273.	衡	저울대 형	行	16	• 平衡(평형) : 한쪽으로 기울지 않고 균형 잡힌 상태 • 權衡(권형) : 저울
1274.	惠	은혜 혜	心	12	• 太平聖惠方(태평성혜방) : 북송 때 서술된 한 의학서 • 惠民署(혜민서) : 조선 시대 일반 서민 치료를 담당하던 관청
1275.	慧	슬기로울 혜	心	15	• 慧力(혜력) : 지혜의 힘 • 不慧(불혜) : 말을 똑똑하게 못하는 증상
1276.	互	서로 호	二	4	• 互根互用(호근호용) : 서로 근본이 되고 서로 이용함 • 相互資生(상호자생) : 서로 도와서 생기게 함
1277.	呼	부를 호	口	8	• 呼吸(호흡) : 내쉬고 들이쉼 • 呼出(호출) : 불러냄
1278.	好	좋을 호	女	6	• 好忘(호망) : 잘 잊어버림 (건망증) • 好轉(호전) : 병의 증세가 나아짐

	한자	뜻/음	부수	총획	용 례
1279.	戶	집 호	戶	4	• 門戶(문호) : 집으로 드나드는 문 • 玄牝之門戶(현빈지문호) : 도교에서 코를 지칭하는 말
1280.	湖	호수 호	氵(水)	12	• 瀕湖脈學(빈호맥학) : 明代 이시진(李時珍)이 쓴 한의학서 • 江湖(강호) : 강과 호수 혹은 세상
1281.	胡	성씨 호	月(肉)	9	• 小柴胡湯(소시호탕) : 한약 처방 중의 한 종류 • 胡文煥(호문환) : 명나라 때의 한의학자
1282.	虎	범 호	虍	8	• 白虎湯(백호탕) : 한약 처방 중의 한 종류 • 白虎通義(백호통의) : 後漢 반고(班固)가 쓴 서적
1283.	號	이름 호	虍	13	• 狂叫啼號(광규제호) : 미친 듯 울부짖음 • 叫號高聲(규호고성) : 큰 소리로 부르짖음
1284.	護	보호할 호	言	21	• 調護(조호) : 조리하여 보호함 • 防護(방호) : 막아내어 보호함
1285.	惑	미혹할 혹	心	12	• 大惑論篇(대혹론편) : 황재내경의 한 篇 • 迷惑(미혹) : 마음이 흐려서 홀림
1286.	或	혹시 혹	戈	8	• 或者(혹자) : 누군가
1287.	昏	어두울 혼	日	8	• 神昏(신혼) : 정신이 혼미함 • 目昏(목혼) : 눈이 어두움
1288.	魂	넋 혼	鬼	14	• 肝藏魂(간장혼) : 간은 혼을 저장함 • 精神魂魄(정신혼백) : 정신과 혼백

	한자	뜻/음	부수	총획	용 례
1289.	弘	넓을 홍	弓	5	• 陶弘景(도홍경) : 南朝의 양(梁)나라 때의 학자
1290.	洪	넓을 홍	水	9	• 洪脈(홍맥) : 폭이 넓고 힘 있게 뛰는 맥 • 洪範(홍범) : 모범이 되는 큰 규범
1291.	紅	붉을 홍	糸	9	• 舌紅(설홍) : 혀가 붉음 • 顴紅(관홍) : 광대뼈 부위에 붉은 색이 보이는 증상
1292.	化	화할 화	匕	4	• 氣化不利(기화불리) : 氣의 작용이 비정상적임 • 變化(변화) : 바뀌어 달라짐
1293.	和	화합할 화	口	8	• 和法(화법) : 邪氣가 겉과 속의 중간 부위에 있을 때의 치료법 • 和解法(화해법) : 화법(和法)과 같은 말
1294.	火	불 화	火	4	• 水火旣濟(수화기제) : 水와 火가 이미 서로 도움
1295.	華	빛날 화	艹(艸)	12	• 華麗(화려) : 빛나고 아름다움 • 井華水(정화수) : 새벽에 맨 처음 길어온 우물물
1296.	丸	알 환	丶	3	• 安心丸(안심환) : 한약 처방 중의 한 종류 • 地黃丸(지황환) : 한약 처방 중의 한 종류
1297.	患	근심 환	心	11	• 患者(환자) : 아픈 사람 • 憂患(우환) : 걱정되는 일
1298.	環	고리 환	玉	17	• 循環往復(순환왕복) : 갔다왔다하며 끊임없이 돎 • 如環無端(여환무단) : 고리와 같이 끝이 없음

	한자	뜻/음	부수	총획	용 례
1299.	還	돌아올 환	⻌(辵)	17	• 返老還童(반로환동) : 늙음을 돌려 다시 젊어짐
1300.	活	살 활	氵(水)	9	• 活血(활혈) : 피를 잘 움직이게 함 • 羌活(강활) : 한약재 중의 한 종류
1301.	滑	미끄러울 활	氵(水)	13	• 滑精(활정) : 성관계를 하지 않아도 정액이 절로 나오는 증상 • 滑胎(활태) : 임신 초기에 습관적으로 유산되는 병증
1302.	煌	빛날 황	火	13	• 敦煌(돈황) : 중국 감숙성의 한 도시
1303.	皇	임금 황	白	9	• 皇甫謐(황보밀) : 진나라 때의 한의학자 • 教皇(교황) : 천주교의 최고 우두머리
1304.	黃	누를 황	黃	12	• 地黃丸(지황환) : 한약 처방의 한 종류 • 瀉黃散(사황산) : 한약 처방의 한 종류
1305.	匯	물 합할 회	匚	13	• 中西匯通醫經精義(중서회통의경정의) : 淸代 당종해(唐宗海)가 쓴 한의학서
1306.	晦	그믐 회	日	11	• 食晦(식회) : 음식은 잘 먹으면서도 몸은 여위는 증상 • 晦朔(회삭) : 그믐과 초하루
1307.	會	모일 회	曰	13	• 朝會百脈(조회백맥) : 맥이 다 (폐에) 모임 • 會厭(회염) : 후두 덮개
1308.	淮	강 이름 회	水	11	• 淮南子(회남자) : 한나라 때 유안(劉安)이 저술한 저서

	한자	뜻/음	부수	총획	용 례
※	滙	물 합할 회	水	13	• 匯와 같은 글자임
1309.	橫	가로 횡	木	16	• 橫骨(횡골) : 穴 자리 중의 한 종류 • 橫布(횡포) : 제멋대로 굴며 난폭함
1310.	孝	효도 효	子	7	• 閻孝忠(염효충) : 송나라 때의 한의학자 • 孝道(효도) : 부모님을 잘 모시는 행위
1311.	效	본받을 효	攵 (攴)	10	• 有效(유효) : 효과가 있음 • 無效(무효) : 효과가 없음
1312.	矦	제후 후	亻 (人)	9	• 節矦(절후) : 절기와 같은 말 • 王矦(왕후) : 제왕과 제후
1313.	候	기후 후	亻 (人)	10	• 氣候(기후) : 날씨 • 十産候(십산후) : 출산할 때의 열 가지 종류
1314.	厚	두터울 후	厂	9	• 敦厚(돈후) : 두터움 • 膏粱厚味(고량후미) : 기름진 음식
1315.	后	임금 후	口	6	• 皇后(황후) : 황제의 아내 • 泄痢后重(설리후중) : 설사를 했는데 시원하지 않고 뒤가 묵직함 (이 때의 后는 後의 의미임)
1316.	喉	목구멍 후	口	12	• 咽喉(인후) : 목구멍 • 喉嚨(후롱) : 후두(喉頭)
1317.	後	뒤 후	彳	9	• 後天免疫(후천면역) : 후천적(後天的)으로 생긴 면역 • 後陰(후음) : 항문
1318.	煦	따뜻하게 할 후	灬 (火)	13	• 溫煦(온후) : 따뜻함 • 春煦(춘후) : 봄볕이 따뜻함

	한자	뜻/음	부수	총획	용 례
1319.	熏	연기 낄 훈	灬(火)	14	• 熏蒸(훈증) : 뜨거운 연기에 찌거나 연기를 쬠 • 熏膚(훈부) : 피부를 따뜻하게 함
※	暈	어지러울 훈(운)	日	13	• 頭暈(두훈) : 머리가 어지러운 증상 • 眩暈(현훈) : 눈앞이 흐릿하고 머리가 어지러움

※ 원음은 '운'인데 일반적으로 '훈'으로 읽음

	한자	뜻/음	부수	총획	용 례
1320.	訓	가르칠 훈	言	10	• 原道訓(원도훈) : 회남자(淮南子)의 한 篇 • 敎訓(교훈) : 가르치고 깨우침
1321.	喙	부리 훼	口	12	• 烏喙(오훼) : 한약재의 한 종류인 초오두(草烏頭)의 다른 이름
※	虫	벌레 충(훼)	虫	6	• '蟲' 字와 같이 쓰임
1322.	徽	아름다울 휘	彳	17	• 徽宗(휘종) : 北宋의 8 대 황제(재위 1100～1125년)
1323.	揮	휘두를 휘	扌(手)	12	• 發揮(발휘) : 재능과 힘 따위를 드러냄 • 局方發揮(국방발휘) : 元代 주진형(朱震亨)이 쓴 한의학서
1324.	休	쉴 휴	亻(人)	6	• 休旺論(휴왕론) : 시간에 따라 木火土金水의 각 기운이 성쇠를 반복한다는 이론 • 休極(휴극) : 쉼
1325.	虧	이지러질 휴	虍	17	• 虧虛(휴허) : 이지러져서 허약함 • 虧損(휴손) : 이지러져서 부족함
1326.	凶	흉할 흉	凵	4	• 凶陷(흉함) : 흉하게 무너짐 • 吉凶(길흉) : 좋은 일과 나쁜 일

	한자	뜻/음	부수	총획	용 례
1327.	胸	가슴 흉	月 (肉)	10	• 胸腹(흉복) : 가슴과 배 • 心胸(심흉) : 가슴 부위
1328.	黑	검을 흑	黑	12	• 黑帶下(흑대하) : 흑색의 대하(帶下) • 黑睛(흑정) : 검은 눈동자
1329.	吸	숨 들이쉴 흡	口	7	• 呼多吸少(호다흡소) : 내 쉬는 숨은 많고 들이 마시는 숨은 적음 • 吸聚之氣(흡취지기) : 빨아들여 모으는 기운
1330.	興	흥겨울 흥	臼	16	• 興衰(흥쇠) : 왕성함과 쇠약함 • 陽興(양흥) : 양이 왕성함 혹은 남성 성기가 발기됨
1331.	喜	기쁠 희	口	12	• 喜怒哀樂(희로애락) : 기쁨과 노여움과 슬픔과 즐거움 • 暴喜(폭희) : 극심히 기뻐함
1332.	希	바랄 희	巾	7	• 希望(희망) : 앞일에 대하여 기대를 가지고 바람 • 希求(희구) : 바라고 요구함
1333.	熙	빛날 희	灬 (火)	13	• 王熙(왕희) : 진(晋)나라 시대의 뛰어난 의사인 왕숙화(王叔和)의 본명 • 康熙字典(강희자전) : 청나라 강희제(康熙帝)의 명으로 만든 한자 사전

Ⅱ · 한의학 한문

4. 단어 문법

1) 품사

문장 내에서 역할이 달라지면 글자 모양도 바뀌는 한글이나 영어와 달리 漢字는 늘 모양이 고정되어 있는 孤立語에 속하기 때문에 글자 자체의 품사를 말하기는 어렵다. 예를 들어 '藏精'[8]을 '정을 저장한다'라고 해석할 경우에는 '藏'이 동사가 되고 '精'이 명사가 되지만 '저장된 정'이라고 해석할 경우에는 '藏'이 형용사가 된다. 같은 글자라도 상황에 따라 품사가 바뀌는 것이다.

이렇듯 고정된 품사가 없기는 하지만 대다수의 학생들이 한글이나 영어 문장을 학습하는 과정에서 단어의 품사를 구분하는 것에 익숙해져 있는 것 또한 사실이다. 그러므로 한문에서도 문장 안에서의 역할에 따라 각 글자의 품사를 구분할 수 있다면 한문 해석 능력을 기르는데 도움이 될 것이라고 판단하여 편의상 일반적으로 인정되는 한자의 품사와 그 역할을 아래와 같이 정리하였다.

8 漢字 表記가 필요한 단어의 경우 지금까지는 '간장(肝臟)'이라는 식으로 한글과 漢字를 함께 表記하였다. 하지만 앞에서 必須漢字 학습 과정을 이미 거쳤으므로 지금부터는 '肝臟'이라는 식으로 漢字 單獨 表記 방식을 취하고자 한다.

<table>
<tr><th>대분류</th><th>소분류</th><th>정의</th><th>문장 내에서의 역할</th></tr>
<tr><td rowspan="5">實辭</td><td>名詞</td><td>사물의 이름을 나타내는 말</td><td rowspan="2">주어 / 서술어 / 목적어 / 보어</td></tr>
<tr><td>代名詞</td><td>사물의 이름을 대신 나타내는 말</td></tr>
<tr><td>動詞</td><td>사물의 동작이나 작용을 나타내는 말</td><td>서술어</td></tr>
<tr><td>形容詞</td><td>사물의 성질이나 상태를 나타내는 말</td><td>서술어 / 수식어</td></tr>
<tr><td>副詞</td><td>동사와 형용사를 꾸며주는 말</td><td>수식어</td></tr>
<tr><td rowspan="3">虛辭</td><td>接續詞</td><td>글자와 글자, 단어와 단어, 문장과 문장을 이어주는 말</td><td></td></tr>
<tr><td>介詞</td><td>전치사와 후치사</td><td></td></tr>
<tr><td>終結詞</td><td>문장의 종결을 나타내는 말</td><td></td></tr>
<tr><td>獨立辭</td><td>感歎詞</td><td>느낌을 표현하는 말</td><td></td></tr>
</table>

(1) 名詞

① 보통명사 : 일반적인 사물의 이름을 나타내는 말

예	▸舌 : 혀	▸手足 : 손과 발

② 고유명사 : 특정한 사람이나 책이나 국가 등의 이름을 나타내는 말

예	▸足三里 : 穴자리 중 한 종류 ▸傷寒論 : 중국 後漢 때에 장중경이 저술한 한의학 서적

③ 추상명사 : 보이지 않는 개념을 나타내는 말

예	▸仁義禮智信 : 어짐과 정의로움과 예의바름과 지혜로움과 진실됨 ▸喜怒 : 기쁨과 성냄

④ 수량명사 : 숫자를 나타내는 말

예	▸百 : 100	▸萬 : 10,000

⑤ 의존명사 : 명사 중에서 독립적으로는 사용되지 못하고 반드시 수식어의 꾸밈을 받아야만 쓰일 수 있는 말

예	▸所 : ~하는 장소 / ~하는 것 ▸者 : ~ 하는 사람 / ~하는 것

(2) 代名詞

① 인칭대명사 : 사람을 대신 가리키는 말

예	▸我 : 나(1인칭 대명사)	▸他 : 남(3인칭 대명사)

② 지시대명사 : 사물을 대신 가리키는 말

예	▸是 : 이것 / 여기	▸彼 : 저것 / 저기

(3) 動詞

① 자동사 : 동사 중에서 목적어 없이 주어의 동작이나 작용을 나타내는 말

예	▸聲音出 : 목소리가 나온다. ▸濁氣在上 : 탁한 기운이 윗부분에 있다.

② 타동사 : 동사 중에서 반드시 목적어를 갖는 말

예	▸食酸 : 신 맛 나는 음식을 먹는다.	▸瀉血 : 피를 뺀다.

③ 조동사 : 동사 중에서 다른 동사와 함께 쓰이며 그 동사를 돕는 역할을 하는 말

예	▶可除根 : 근본(원인)을 제거할 수 있다. ▶勿令吐 : 구토하게 하지 말아야 한다.

(4) 形容詞

① 한정형용사 : 형용사 중에서 사물을 꾸며주는 말

예	▶長面 : 길쭉한 얼굴 ▶浮脈 : 떠 있는 상태의 맥

② 서술형용사 : 형용사 중에서 사물의 상태를 나태내주는 말.

예	▶脈沈 : 맥의 상태가 가라앉아 있다. ▶氣少 : 기운이 적다.

(5) 副詞

① 시간부사 : 부사 중에서 동작이나 상태의 시간을 나타내는 말

예	▶邪旣瀉 : 나쁜 기운이 이미 배출되었다. ▶將死之脈 : 앞으로 죽게 될 맥이다.

② 장소부사와 방향부사 : 부사 중에서 장소나 방향을 나타내는 말

예	▶遠行 : 멀리 가다.　　▶在下 : 아래에 있다.

③ 가정부사 : 부사 중에서 미래의 가정을 나타내는 말

예	▶若睡中盜汗 : 만약 잠자는 동안에 땀이 흐르면~ ▶使火中無水 : 만약 火 중에 水가 없다면~

④ 의문사[9] : 의문문에 사용하는 말

예	▶誰不知之 : 누가 그것을 알지 못하겠는가? ▶安能補陰 : 어떻게 陰을 보충하겠는가? ▶何謂同源 : 어째서 근원이 같다고 말하는가?

(6) 接續詞

: 虛辭에 속하는 接續詞, 介詞, 終結詞는 한문 해석에 매우 중요하고 내용도 많다. 또 문장 안에서 실제 사용된 예를 보면서 학습하는 것이 좋다. 그래서 이에 해당되는 내용은 '6. 虛辭 문법'에서 따로 다루었다.

(7) 介詞

: '6. 虛辭 문법' 참고

(8) 終結詞

: '6. 虛辭 문법' 참고

9 의문사는 의문대명사와 의문부사로 나뉜다. 하지만 여기서는 지나치게 복잡해지는 것을 피하기 위해 의문사로 묶어 설명하였다.

(9) 感歎詞 : 불현듯 일어나는 감정을 드러낼 때 사용하는 말

예	▶噫 ! : 아 !	▶嗟乎 ! : 아아 !

2) 단어의 구조 10

한자와 한자가 결합되어 만드는 한자 단어의 구조에는 엄밀히 말해서 고정된 문법이 없다. 역시 藏精을 예를 들어 보면, '저장된 정'이라고 해석할 때는 '수식어 + 피수식어'의 구조라 할 수 있고, '정을 저장한다'라고 해석할 때는 '서술어 + 목적어'의 구조라 할 수 있다. 이처럼 문장 내에서의 상황에 따라 해석과 문법 구조가 달라진다. 하지만 비록 가변적이라 할지라도 몇 가지 기본 구조를 익혀 놓으면 한문 해석 능력 향상에 도움이 되기 때문에 편의상 몇 가지 중요한 구조 몇 가지만 아래에서 살펴보았다.

(1) 주어 + 서술어 구조

주체를 나타내는 주어와 주어의 행위, 상태, 성질을 나타내는 서술어가 결합된 구조

예	▶腹滿 : 배가 그득하다. → 腹(주어) + 滿(서술어) ▶腸鳴 : 장에서 소리가 난다. → 腸(주어) + 鳴(서술어)

10 한자는 뜻 글자이기 때문에 사실 한 글자 한 글자가 하나의 단어다. 하지만 여기서는 편의상 글자와 글자가 결합된 것을 단어라고 칭하였다.

(2) 서술어 + 목적어 구조

행위를 나타내는 서술어와 행위의 대상을 나타내는 목적어가 결합된 구조

예	▶藏血 : 피를 저장한다. → 藏(서술어) + 血(목적어) ▶拔鍼 : 침을 뺀다. → 拔(서술어) + 鍼(목적어)

(3) 서술어 + 보어 구조

행위, 상태, 성질을 나타내는 서술어와 서술어를 보충해주는 보어가 결합된 구조

예	▶易治 : 치료하기 쉽다. → 易(서술어) + 治(보어) ▶入臟 : 장으로 들어간다. → 入(서술어) + 臟(보어)

(4) 수식어 + 피수식어 구조

뒤 글자를 꾸며주는 수식어와 앞글자의 꾸밈을 받는 피수식어가 결합된 구조

예	▶肺氣 : 폐의 기운 → 肺(수식어) + 氣(피수식어) ▶危證 : 위험한 증상 → 危(수식어) + 證(피수식어)

(5) 병렬 구조

① 동등한 역할을 가진 글자가 결합된 구조

예	▶臟腑 : 장과 부	▶經絡 : 경맥과 낙맥

② 비슷한 뜻을 가진 글자가 결합된 구조

예	▶虧損 : 줄어듦	▶凝滯 : 엉기고 막힘

③ 반대되는 뜻을 가진 글자가 결합된 구조

예	▶陰陽 : 음과 양	▶表裏 : 밖과 안

(6) 도치 구조

뜻의 강조나 말의 멋을 내기 위해 글자의 위치를 바꾸어 놓은 구조

예	▶天長地久 : 두 개의 주어와 두 개의 서술어가 결합된 天(주어) + 長(서술어) + 地(주어) + 久(서술어)의 구조로 파악하면 '하늘은 길고 땅은 변하지 않는다.'라는 잘못된 해석을 하게 된다. 하지만 '天과 地', '長과 久'라는 비슷한 역할의 글자가 이어지는 것을 피하기 위해 도치법을 사용해 '天地長久'를 '天長地久'로 바꾸었음을 알면 한 개의 주어와 한 개의 서술어가 결합된 '天地(주어) + 長久(서술어)'라는 구조로 파악해 '천지(자연)는 영원하다.'라는 올바른 해석을 할 수 있게 된다.

예	▶ 父生母育 : 아버지가 낳으시고 어머니가 기르신다. (×) 父(주어) + 生(서술어) + 母(주어) + 育(서술어) 부모님께서 낳고 기르신다. (○) 父母(주어) + 生育(서술어)

주의

▶ 天陽地陰 : 이 단어는 앞에서 본 '天長地久'와는 달리 두 개의 주어와 두 개의 서술어가 결합된 '天(주어) + 陽(서술어) + 地(주어) + 陰(서술어)'의 구조로 파악해 '하늘은 양이고 땅은 음이다'라고 해석해야 한다. 이처럼 비슷해 보이는 단어라도 도치 구조인 경우가 있고 아닌 경우가 있다. 그래서 도치 구조인지 여부는 늘 문맥 속에서 파악해야 한다.

5. 문장 문법

글자가 모이면 단어가 되고, 단어가 모이면 문장이 된다. 앞에서 글자를 익혔고 단어의 문법을 익혔으므로 이번에는 문장을 익힐 차례다. 문장이라고 해서 부담을 가질 필요는 없다. 이미 학습한 단어 문법이 조금 확장된 것에 불과하기 때문이다. 편안한 마음으로 대표적 한의학 醫書인 『黃帝內經』, 『東醫寶鑑』, 『景岳全書』에서 선별한 문장을 통해 문장 구조와 문장 형태를 익히고 동시에 한의학의 맛도 살짝 보도록 하자.

1) 문장의 구조

(1) 주어 + 서술어 구조

예	▸黃帝曰 : 황제가 말했다.[11] 黃帝(주어) + 曰(서술어) ▸天地生 : 하늘과 땅이 생겨났다. 天地(주어) + 生(서술어)

11 漢字에는 과거형, 미래형, 현재진행형이 따로 없다. 旣, 將 등의 단어를 통해 파악하거나 문맥을 통해 시제를 파악해야 한다. 黃帝는 오래 전의 사람이므로 과거형으로 해석했다.

(2) 주어 + 서술어 + 보어 구조

예	▶人有七情 : 사람에게는 일곱 가지 감정이 있다. 人(주어) + 有(서술어) + 七情(보어) ▶臟病難治 : 장의 병은 치료하기 어렵다. 臟病(주어) + 難(서술어) + 治(보어)

(3) 주어 + 서술어 + 목적어 구조

예	▶白朮治四肢腫滿 : 백출은 팔 다리가 붓는 증상을 치료한다. 白朮(주어) + 治(서술어) + 四肢腫滿(목적어) ▶胃受水穀 : 위는 음식물을 받아들인다. 胃(주어) + 受(서술어) + 水穀(목적어)

(4) 주어 + 서술어 + 목적어 + 보어 구조

예	▶心移熱於肺 : 심이 폐에 열을 옮긴다. 心(주어) + 移(서술어) + 熱(목적어) + 於肺(보어) ▶余聞刺法于夫子[12] : 제가 당신에게 침놓는 법에 대해 들었습니다.[13] 余(주어) + 聞(서술어) + 刺法(목적어) + 于夫子(보어)

이 외에도 다양한 문장 구조가 있을 수 있다.
예를 들어 '胃氣强則積自消矣 : 위기가 강하면 적취는 저절로 소멸된다'라는

12 於와 于는 '~ 에서, ~ 으로부터'의 의미를 가진 전치사이다.

13 높임말도 문맥을 통해 파악해야 한다. 여기서는 존경의 대상을 높여 부르는 말인 '夫子'라는 표현이 쓰여 있어서 높임말로 해석하였다.

문장은 '胃氣(주어) + 强(서술어) + 則(접속어) + 積(주어) + 自(수식어) + 消(서술어) + 矣(종결어)'의 구조로 구성되어 있다. 이처럼 다양한 경우의 수가 워낙 많아서 모두 다 살펴볼 수는 없다. 하지만 상기한 네 가지 기본 구조만 확실히 익혀두면 나머지 문장 구조 파악에도 어려움이 없을 것이다.

2) 문장의 형태

다양한 문장 형태는 「6. 虛辭 문법」편에서 虛辭를 설명하는 과정에서 자연스레 충분히 살펴보게 될 것이다. 그러므로 여기서는 문장의 형태를 크게 평서형, 의문형, 부정형, 명령형, 가정형, 사역형의 여섯 가지로만 나누어 간략히 살펴보았다

(1) 평서형

예	▶虛者宜補 實者宜瀉[14] : 허한 경우는 마땅히 보하고 실한 경우는 마땅히 사해야 한다. ▶濕流關節 則一身盡痛 : 습이 관절로 흘러가면 온 몸이 다 아프다.

14 한문을 정확히 해석하려면 어디서 끊어 읽어야 하는지를 판단하는 것이 중요하다. 하지만 끊어 읽기 연습은 중급 이상의 수준에서 할 내용이므로 여기서는 필자가 문장을 끊어서 제시하였다.

(2) 의문형

예	▸黃帝問曰 陽虛生外寒 奈何?[15] : 황제가 물었다. "陽이 허약해지면 몸 바깥이 차가워지는 것은 어째서입니까?" ▸近世 陰虛火動之疾 十無一活 何也? : 요즘 들어 음이 虛하여 火가 動한 질병에 걸리면[16] 열 명 중 한 명도 살아나지 못하는 것은 어째서인가?

(3) 부정형

예	▸凡面白人 不可多飮 : 일반적으로 얼굴이 하얀 사람들은 술을 많이 마셔서는 안 된다. ▸除熱瀉火 非甘寒不可也 : 熱을 제거하고 火氣를 빼는 것은 달고 찬 약이 아니면 불가능하다.

15 한문에는 원래 의문 부호 같은 문장 부호가 없다. 의문문인지 감탄문인지 등은 역시 문맥을 통해 파악해야 한다.

16 문장 안에는 '걸리면'이라고 해석할 단어가 없다. 하지만 한글로 번역할 때는 '걸리면' 이라는 말이 들어가야 매끄럽다. 오래된 고전일수록 단어가 생략된 문장이 많기 때문에 번역 과정에서 적절한 단어의 첨가는 부득이하다. 반대로 의미가 없거나 중복되는 글자는 해석을 하지 않고 넘어가는 경우도 있다. 연습을 위해 처음에는 철저하게 원문에 있는 글자 그대로 충실하게 해석하다가 어느 정도 수준에 이르면 매끄러운 해석을 위해 적절하게 첨삭을 하면 된다.

(4) 명령형

예

▸臨證者 萬[17] 毋忽此

: 임상을 하는 사람은 절대로 이것을 소홀히 여기지 말라.

▸宜升者勿降 宜降者勿升

: 마땅히 올려야 할 것은 내리지 말고, 마땅히 내려야 할 것은 올리지 말라.

(5) 가정형

예

▸若氣不舒而刺痛 當用木香

: 만약 氣가 펼쳐지지 않아 찌르는 듯 아프면 마땅히 木香을 사용해야 한다.

▸蓋火性本熱 使[18] 火中無水 其熱必極

: 火의 성질은 본래 뜨겁기 때문에 만약 火속에 水氣가 없다면 그 熱氣가 반드시 지나치게 될 것이다.

(6) 사역형

예

▸陽盛 則使人罵詈[19] 不避親疎

: 陽氣가 성하면 사람으로 하여금 가깝고 멀고를 가리지 않고 욕설을 하게 만든다.

▸痰飮者 水停腸胃 漉漉有聲 令人暴肥暴瘦

: 담음이라는 것은 물이 腸과 胃에 정체되어 꾸륵 꾸륵 소리가 나는 것인데, 사람으로 하여금 갑자기 살찌게도 하고 마르게도 한다.

17 보통 '10,000'의 의미로 사용되지만 여기서는 '절대로, 결코'의 의미로 사용되었다.

18 일반적으로 '하여금' 이라는 뜻으로 많이 알려져 있지만 '만약'이라는 뜻도 있다.

6. 虛辭 문법

1) 虛辭 用例의 중요성

문장을 연결하거나 혹은 끝맺거나 혹은 단어의 뜻을 분명하게 해 주거나 혹은 어감을 나타내는 역할을 주로 수행하는 허사에는 接續詞, 介詞, 終結詞의 세 종류가 있다. 하지만 일반적으로 알려진 글자 본래의 의미로 사용될 때도 있고 전혀 다른 의미로 사용될 때도 있고 아무런 의미가 없어 해석을 하지 않을 때도 있으므로 품사를 따지기보다는 일종의 관용적 표현으로 이해하고 용례를 익히는 것이 중요하다.

예를 들어, '할 수 있다'는 뜻을 가진 '可'와 '얻는다'는 뜻을 가진 '得'이 만난 '可得'이라는 단어는 단순히 각 글자의 뜻이 합해진 '얻을 수 있다'라고 해석되는 경우도 있지만 '得'의 뜻은 사라지고 '可得' 전체가 '可'의 의미, 즉 '할 수 있다'라고 해석되는 경우도 있다. 이렇게 일정한 규칙성이 없어 문장별로 해석해야 하는 것이 바로 虛辭의 특징이기 때문에 용례가 중요한 것이다. 그래서 여기서는 품사로 따로 분류하지 않고 개별 虛辭別 용례 중심으로 설명하고자 한다.

2) 필수 한의학 虛辭 및 用例 선정 방식

(1) 虛辭大辭典[20]을 보면 한 글자로 된 虛辭와 두 글자 이상의 虛辭를 합쳐 모두 1,534개가 수록되어 있을 정도로 虛辭의 종류가 많다. 하지만 이를 모두 다 살펴볼 필요는 없으므로 한의학 서적에 자주 나오는 虛辭 중 따로 익혀둘 필요가 있는 관용적 표현을 중심으로 110개를 필수 한의학

19 罵 : 욕할 매　　詈 : 꾸짖을 리

20 연세대학교 허사대사전편찬실 編. 虛辭大辭典. 성보사. 2001.

虛辭로 선별하였다.

(2) 각 虛辭의 용례를 살펴보기 위한 문장은 대표적 한의학 醫書인『黃帝內經』,『東醫寶鑑』,『景岳全書』에서 선별하였다.

(3) 뜻이 여러 개인 虛辭의 경우에는 각각의 뜻마다 용례를 하나씩 제시하였다.

(4) 뜻이 여러 개인 虛辭라 할지라도 모든 뜻을 다 밝힌 것이 아니라 자주 사용되는 경우를 중심으로 살펴보았다.

(5) 虛辭는 그것이 사용된 문장에 따라 한글 해석상의 표현이 약간씩 달라질 수 있다. 이 책에 수록된 표현을 통해 핵심적 뜻을 학습한 후, 응용 과정에서는 문맥에 적합한 다양한 한글 표현 방식을 사용해 해석하기 바란다.

3) 필수 한의학 虛辭 정렬 방식

정렬은 가나다 순서로 하였는데, 한글 발음이 같은 글자들은 부수 순서대로 정렬하고, 부수도 같을 경우에는 총획수가 많아지는 순서로 정렬하였다.

4) 필수 한의학 虛辭 110選

(1) 可得 : ~할 수 있다

예	▶黃帝曰 諸病皆有逆順 <u>可得</u>聞乎 : 황제가 말했다. "모든 병에는 다 역과 순이 있다는데, (이에 대해) 들을 <u>수 있겠습니까</u>?"

(2) 可以 : ~할 수 있다 / (마땅히) ~해야 한다

① ~할 수 있다.

예	▶ 愼寒暑可以保肺氣 愼酒色可以保肝腎 : 추위와 더위를 조심하면 肺의 기운을 보호할 수 있고 술과 성관계를 조심하면 肝腎(의 기운)을 보호할 수 있다.

② (마땅히) ~해야 한다.

예	▶ 尺脈遲者 榮血不足 不可以汗 : 尺脈이 느린 경우는 榮血이 부족한 것이므로 땀을 내서는 안 된다.

(3) 加以 : ~을 추가한다 / 게다가

① ~을 추가한다.

예	▶ 如寒痰 加以附子薑桂 濕痰 加以蒼朮厚朴 : 만약 寒痰일 경우에는 附子와 生薑과 桂皮를 더 넣고, 濕痰일 경우에는 蒼朮과 厚朴을 더 넣는다.

② 게다가

예	▶ 甚則咽痛 鄭聲 加以頭痛 頭汗 : 심할 경우에는 목이 아프고 헛소리를 중얼거린다. 게다가 머리가 아프고 머리에 땀이 난다.

(4) 假令 : 만약~

예	▶ 假令濕在肝經 謂之風痰 : 만약 濕이 肝經에 있다면 이를 일러 風痰이라고 한다.

(5) 假使 : 만약~

예	▶ 假使診得浮脈 彼將斷其爲何病耶? : 만약 浮脈이 진찰된다면 저들은 장차 그것이 어떤 병이라고 단정하겠는가?

(6) 曷 : ~어떻게 (혹은 '어째서')

예	▶ 然徒[21] 悲何益 曷亦爲人之計乎? : 그러나 단지 슬퍼하기만 한다면 무슨 이익이 있을 것이고 또 어찌 사람을 위한 계책이겠는가?

(7) 曷以 : ~어떻게 (혹은 '어째서')

예	▶ 曷以診脈知病爲貴哉?: 診脈을 통해 병을 아는 것이 어째서 소중하겠는가?

21 然 : '그러나'의 의미로 쓰였다. 徒 : '단지'라는 의미로 쓰였다.

(8) 蓋 : 덮다 / 대체로

① 덮다

예	▶ 肺者藏之長也 爲心之蓋也 : 肺는 五臟의 우두머리로 心의 덮개가 된다.

② 대체로

예	▶ 蓋藥石 皆偏勝之氣 雖參芪性亦偏 況攻擊者乎 : 대체로 약재는 모두 氣運이 한쪽으로 치우쳐 있어서 비록 (대표적 보약인) 인삼과 황기라 할지라도 역시 치우쳐 있다. (그러니) 하물며 공격하는 것들은 (어떻겠는가) ! ⇒ '대체로'라는 말이 없는 것이 더 매끄러울 때에는 아예 해석을 하지 않는다.

(9) 見 : 보다 / 받다 / 나타나다(이 때의 음은 '현')

① 보다

예	▶ 耳無所聞 目無所見 心無所思 : 귀로는 듣는 것이 없고 눈으로는 보는 것이 없고 마음으로는 생각하는 바가 없다.

② 받다

예	▶ 病淺者 一服見效 : 병이 얕을 경우 한 번 복용하면 효과를 얻는다.

③ 나타나다

예	▶ 經脈十二者 伏行分肉之間 深而不見 : 12경맥은 分肉 사이로 잠복해서 운행하기 때문에 (위치가) 깊어서 (겉으로) 드러나지 않는다.

(10) 更 : 고치다 / 다시(이 때의 음은 '갱') / 밤 시간 / 더욱 더

① 고치다

예	▶ 女子七歲 腎氣盛 齒更髮長 : 여자는 일곱 살이 되면 腎氣가 왕성해져서 이빨을 갈고 머리카락이 길어진다.

② 다시

예	▶ 若陽有餘而更施陽治 則陽愈熾而陰愈消 : 만약 陽氣가 넉넉한데 다시 양(을 보충하는) 치료를 시술하면 양은 더욱 치성하고 음은 더욱 소모된다.

③ 밤 시간

예	▶ 五更初未言語時 塩湯或溫酒 下五七十丸 : 5경 초(새벽 3 ~ 5시) (아직) 말을 하지 않았을 때 소금물이나 따뜻한 술에 50 ~ 70개의 알약을 먹는다.

④ 더욱 더

예	▶ 得食更甚者 或虛或實皆有之 當辨而治也 : 음식을 먹으면 더욱 심해지는 경우는 혹 허증일 때도 있고 혹 실증일 때도 모두 있으므로 마땅히 구별해서 치료해야 한다.

(11) 固 : 분명히 / 단단하다 / 본래

① 분명히

예	▶ 此病之起 固非一年 根深蔕固 : 이 병이 발생된 것은 분명히 1 ~ 2 년이 아니라서 뿌리가 깊고 단단하다.

② 단단하다

예	▶ 此病之起 固非一年 根深蔕固 : 이 병이 발생된 것은 분명히 일 년이 아니라서 뿌리가 깊고 단단하다.

③ 본래

예	▶ 陰與陽二氣之相宣 而萬物於以[22] 發育 人固一物耳 皆秉是氣以生 : 陰과 陽의 二氣가 펼쳐져서 만물이 이에 의해 발육되는데, 사람도 본래 만물의 하나일 뿐이므로 모두 이 (陰陽) 氣를 받아 생겨난다.

22 以 : 여기서는 앞의 二氣를 지칭하는 대명사로 사용되었다.

(12) 姑 : 잠깐

예	▶ 此理極微 談非容易 <u>姑</u>道其要 ~ : 이 이치는 극히 미묘해서 말하기 용이하지 않지만 <u>잠깐</u> 그 요점을 말하면 ~

(13) 故 : 그러므로 / 과거 / 만약 / 이유 / 해석하지 않는 경우(앞 뒤 문장의 매끄러운 연결)

① 그러므로

예	▶ 陽明經脈起自目下 循面鼻 行胸腹 <u>故</u>邪在陽明者 必發熱微惡寒而兼目痛鼻乾不眠也 : 陽明經脈은 눈 아래에서 시작되어 얼굴과 코를 돌아 가슴과 배로 뻗어간다. <u>그러므로</u> 邪氣가 陽明經脈에 있으면 반드시 열이 나고 약한 오한이 있고 더불어 눈이 아프고 코가 마르고 잠을 잘 자지 못한다.

② 과거

예	▶ 表證已具 而飮食如<u>故</u> 胸腹無礙者 病不及裏也 : 表證이 이미 갖추어져 있으면서 음식(먹는 것)은 <u>예전과</u> 같고 가슴과 배에 막히는 바가 없으면 병이 속으로 들어가지 않은 것이다.

③ 만약

예	▸ 凡此十二官者 不得相失也 故主明則下安 以此養生則壽 : 이 十二官(12개의 臟腑)은 서로 (조화를) 잃어서는 안 된다. 만약 군주(心)가 밝으면 아래(나머지 11개 臟腑)가 다 편안해지니 이렇게 양생을 하면 장수한다.

④ 이유

예	▸ 夫流水不腐 戶樞不蠹 以其運動故也 : 흐르는 물은 썩지 않고 문지도리에는 좀이 쓸지 않는 것은 그것이 움직이기 때문이다.

⑤ 해석하지 않는 경우 (앞 뒤 문장의 매끄러운 연결)

예	▸ ~ 春病在陰 秋病在陽 皆視其所在 爲施鍼石也 故背爲陽 陽中之陽 心也 ~ : ~ 봄에는 병이 陰에 있고 가을에는 병이 陽에 있으니 그 있는 곳을 살펴서 鍼 치료를 한다. 등은 陽에 해당하니 陽중에서 陽(인 臟)은 心이다. (앞뒤의 내용 사이에 뚜렷한 연관 관계가 없으므로 여기서의 '故'는 앞뒤 문장을 부드럽게 연결해주는 작용만 할 뿐 따로 의미를 갖고 있지는 않다고 보아 해석하지 않는다.)

(14) 故乃 : 그러므로

예

▶ 常以平旦 陰氣未動 陽氣未散 飮食未進 經脈未盛 絡脈調勻 氣血未亂 故乃可診 : 원래 해 뜰 무렵이면 陰氣는 (더 이상) 활동하지 않고 陽氣는 (아직) 흩어지지 않고, 음식을 (아직) 먹지 않아 經脈은 왕성하지 않고 絡脈은 조화로우며 氣血이 혼란스럽지 않으므로 진맥을 할 수 있다.

(15) 故以 : 그러므로

예

▶ 盖妊孕 脾土運化遲滯 則生濕 濕則生熱 故以黃芩 淸熱 ~ : 임신을 하면 脾土의 運化 작용이 지체되어 濕이 생기고, 濕이 생기면 熱이 생기므로 황금으로 淸熱하여 ~

(16) 故爾 : 그러므로

예

▶ 鶴膝風 ~ 久則膝大而腿細 如鶴之膝 故爾名之 : 鶴膝風은 ~ 오래되면 무릎은 커지고 다리는 가늘어져서 마치 학의 무릎 같아지므로 그렇게 명명한다.

주의

▶ 盖朮附 並行皮中 逐水氣故爾 : 白朮과 附子는 모두 피부 속을 다니며 水氣를 몰아내기 때문이다.

⇒ 문장의 끝에 쓰일 때는 '故(까닭) + 爾(의미없는 종결사)'의 구조로 보아야 한다.

(17) 苟 : 만약 / 구차한 / 진실로

① 만약

예	▶ 此法之巧而妙者 苟不曉此法 而不能治其虛 : 이 방법은 교묘해서 만약 이 방법에 밝지 못하다면 그 虛證을 치료하는 것은 불가능하다.

② 구차한

예	▶ 矧立法垂訓 尤難苟且 : 하물며 법[23] 을 세워 가르침을 전하는 것은 더욱 어렵고 구차한 일이다.

③ 진실로

예	▶ 虛者 只用淸肝解鬱湯 淸心靜養 庶[24] 可苟延歲月 : 허약한 경우에는 다만 淸肝解鬱湯을 사용하면서 마음을 맑히며 조용히 수양하면 진실로 수명을 연장할 수 있을 것이다.

23 여기에 인용하지 않은 앞뒤 문맥상 여기서의 '법'은 '잘못된 의학 이론'을 의미한다.

24 庶 : ' ~ 것이다'라는 추측의 어감으로 사용되었다.

(18) 苟或 : 만약

예	▶ <u>苟或</u>心脾受傷　則血無所養　亦無所統　而月經不調矣　是故調經者當理心脾爲主 : <u>만약</u> 心과 脾가 손상되<u>면</u> 血이 길러지지 않고 또 통솔되지도 않아 月經이 부적절해진다. 그러므로 月經을 조절하려면 마땅히 心과 脾를 다스림을 위주로 한다.

(19) 今乃 : 지금

예	▶ 余聞人有精氣津液血脈　余意以[25] 爲一氣耳　<u>今乃</u>辨爲六名　余不知其所以然 : 내가 사람에게는 精과 氣와 津과 液과 血과 脈이 있다고 들었습니다. (그런데) 저는 이것들이 한 가지 氣일 뿐이라고 생각했는데 <u>지금</u> 여섯 개의 이름으로 구분하니 제가 그 까닭을 모르겠습니다.

(20) 今夫 : 해석하지 않는 경우 (문장을 부드럽게 시작하는 역할)

예	▶ 黃帝問曰　<u>今夫</u>熱病者　皆傷寒之類也　或愈或死　其死皆以六七日之間　其愈皆以十日以上者　何也? : 황제가 물었다. "熱病은 모두 傷寒의 종류인데, 혹 낫기도 하고 혹 죽기도 합니다. (그런데) 죽을 때는 모두 6~7일 내이고 낫을 때는 모두 10일 이상인 것은 어째서입니까?"

25 以 : 精氣津液血脈을 지칭하는 대명사로 쓰였다.

(21) 今也 : 요즘에는

예	▶ 今也嗜慾無窮 而虧其本然之眞 : 요즘에는 (사람들의) 욕정이 끝이 없어서 그 본연의 眞氣를 소모시킨다.

(22) 及 : ~와 / ~하면서 / ~(영향을) 미치다

① ~와

예	▶ 偏頭痛 及正頭痛 取阿是穴 鍼之卽愈 : 편두통과 정두통의 경우는 阿是穴을 취해서 刺鍼하면 낫는다.

② ~하면서

예	▶ 醫者 不理脾胃 及養血安神 是治標 不治本 : 의사가 脾胃를 다스리지 않으면서 養血하여 安神시키려고 한다면 이것은 表를 치료하는 것이지 근본을 치료하는 것은 아니다.

③ ~(영향을) 미치다

예	▶ 香薷湯 治暑病吐瀉 ~ 他暑藥 皆不及此 : 香薷湯은 暑病으로 구토하고 설사하는 증상을 치료하는데 ~ 다른 暑病 치료약들은 (효과가) 이것에 미치지 못한다.

(23) 豈 : 어찌 ~ 하겠는가?

예	▶ 此蓋不得已而用之 豈可恃賴 日日飮酒 若頻服之 損人天年 : 이것은[26] 부득이하게 사용하는 것이지 어찌 (이를) 믿고 의지하여 날마다 술을 마시겠는가? 만약 자주 복용하면 사람의 수명이 줄어든다.

(24) 豈非 : 어찌 ~ 아니겠는가?

예	▶ 中焦受氣取汁 變化而赤 是謂血 是豈非血生於氣乎 : 中焦(脾와 胃)가 (음식물의) 기운과 즙을 받아 변화시켜 붉어진 것, 이것이 피다. 그러니 어찌 피가 기에서 생겨난 것이 아니겠는가?

(25) 幾多 : 얼마나

예	▶ 凡陰[27] 受其殃者 不知幾多人矣 : 모르는 사이에 그 피해를 받은 사람이 몇 사람인지 모른다.

(26) 幾何 : 얼마나

예	▶ 先量病人飮酒幾何 : 먼저 병든 사람의 음주량이 얼마인지를 헤아린다.

26 과다한 음주로 인한 증상을 치료하는 갈화해성탕(葛花解酲湯)을 가리킨다.

27 陰 : 드러나지 않은 상태를 설명하는 의미로 쓰였다.

(27) 期 : 시기 / 반드시

① 시기

예	▶ 必先定五藏之脈 乃可言間甚之時 死生之期也 : 반드시 먼저 오장의 맥을 결정한 후에야 덜하고 심한 때와 죽고 사는 시기를 말할 수 있다.

② 반드시

예	▶ 眞藏來見 期一歲死 : 眞藏脈이 나타나면 반드시 일 년 내에 죽는다.

(28) 乃(迺) : 이에 / 비로소 / 원래 / 곧

① 이에

예	▶ 百歲 五藏皆虛 神氣乃去 形骸獨居而終矣 : 백세가 되면 五臟이 모두 허약해지고 이에 神氣가 사라지고 몸뚱아리만 홀로 남겨져서 죽게 된다.

② 비로소

예	▶ 腎者主水 受五藏六府之精 而藏之 故五藏盛 乃能瀉 : 腎은 (몸속의) 물을 다스리므로 五臟六腑의 精을 받아 저장한다. 五臟이 왕성해야 비로소 瀉精할 수 있다.

③ 원래

예	▸ 氣乃神之祖 精乃氣之子 : 氣는 원래 神의 할아버지고 精은 원래 氣의 아들이다.

④ 곧

예	▸ 日西而陽氣虛 氣門乃閉 : 해가 서쪽으로 지면 (사람의) 陽氣가 허약해지고 氣門이 곧 닫힌다.

(29) 奈何 : 어떻게 / 왜

① 어떻게

예	▸ 治之奈何 : 치료는 어떻게 합니까?

② 왜

예	▸ 奈何後世醫家 每多假借以亂經常 [28] : 왜 후세의 의사들은 매번 잘못 빌려와 경전의 이치를 어지럽히는가?

28 經 : 한의학 경전인 황제내경을 의미한다. 常 : 법, 이치의 의미로 사용되었다.

(30) 奈之何 : 어떻게 하는가

예	▶ 此兒明爲生冷所傷 今不利溫藥 將奈之何 : 이 아이는 생 것과 찬 것에 손상된 것이 분명한데 지금 따뜻한 약이 이롭지 않으니 앞으로 어떻게 해야 하는가?

(31) 寧 : 편안하다 / 어찌 ~ 하겠는가

① 편안하다

예	▶ 心神安寧 卽愈 : 마음이 편안하면 곧 낫는다.

② 어찌 ~ 하겠는가

예	▶ 若於夏月火令之時 妄投溫熱 寧免實實虛虛之患乎 : 만약 여름 화기가 다스리는 때에 함부로 溫熱藥을 투여하면 어찌 實을 實하게 하고 虛를 虛하게 하는 잘못을 면하겠는가?

(32) 寧 a 莫 b : 차라리 a 를 하지 b 를 하지 말라
(b 하는 것보다 a 하는 것이 낫다)

예	▶ 寧治十男子 莫治一婦人 寧治十婦人 莫治一小兒 : 차라리 열 명의 남자를 치료하지 한 명의 부인을 치료하지 말고, 차라리 열 명의 부인을 치료하지 한 명의 소아를 치료하지 말라 (한 명의 부인을 치료하는 것보다 열 명의 남자를 치료하는 것이 쉽고, 한 명의 아이보다 열 명의 부인을 치료하는 것이 쉽다는 의미)

(33) 大槪(槩) : 대체로

예	▶ 大槪 氣虛四君子湯 氣實小烏沈湯 : 대체로 氣虛에는 사군자탕, 氣實에는 소오침탕을 쓴다.

(34) 大凡 : 대체로

예	▶ 大凡元氣虛弱而發熱者 皆內眞寒而外假熱也 : 대체로 元氣가 허약하면서 열이 나는 경우는 모두 안으로는 眞寒이 있고 밖으로 假熱이 있는 것이다.

(35) 大率 : 대체로

예	▶ 此等老痰 大率飮酒之人 多有之 : 이와 같은 老痰은 대체로 술 마시는 사람들에게 많이 있다.

(36) 大抵 : 대체로

예	▶ 大抵用藥補瀉 宜審人之虛實 則無施不當也 : 대체로 약을 써서 補瀉를 할 때에는 마땅히 사람의 虛實을 살펴서 부당하게 시술하지 말아야 한다.

(37) 莫不 : ~하지 않는 경우가 없다

예	▶ 人情莫不欲壽 : 사람의 마음은 장수를 바라지 않는 경우가 없다.

(38) 莫若 : ~에 비길 만한 것이 없다

예	▶ 夫治諸痢者 莫若於[29] 辛苦寒藥治之 : 모든 이질을 치료할 때에는 辛苦寒한 藥으로 그것을 치료하는 것보다 나은 것이 없다.

(39) 莫如 : ~만한 것이 없다

예	▶ 明察藥性 莫如東垣 : 약의 성질을 밝게 살핀 것에는 東垣만한 사람이 없다.

(40) 無如 : ~만한 것이 없다

예	▶ 欲治陽明之火 無如白虎湯 : 陽明經의 火를 치료하려고 할 때에는 白虎湯만한 處方이 없다.

(41) 無以 : ~할 수 없다

예	▶ 人失陽氣 則壽命易折 猶天失光明 則萬物無以發生也 : 사람이 양기를 잃으면 목숨이 쉽게 끊어지니 마치 하늘에 햇볕이 사라지면 만물이 발생할 수 없는 것과 같다.

29 於 : '~ 보다' 의 비교격을 나타내는 의미로 사용되었다.

(42) 未嘗 : ~한 적이 없다

예	▶ 方書未嘗載其疾 醫者不能辨其證 : 처방서에 그 질병이 기재된 적이 없어 의사가 그 증상을 구분할 수 없다.

(43) 未嘗不 : ~하지 않은 경우가 없었다

예	▶ 予自初年 嘗讀朱丹溪陽有餘陰不足論 未嘗不服其高見 : 내가 젊어서부터 일찍이 朱丹溪의 '陽은 넉넉하고 陰은 부족하다'는 이론을 읽고 그 高見에 탄복하지 않은 경우가 없었다.

(44) 彌 : 더욱

예	▶ 治熱以寒 而熱彌熾者 何也 : 熱을 寒으로 치료했는데 熱이 더욱 치성해지는 경우는 어째서입니까?

(45) 彌 ~ 彌 : ~하면 할수록 더욱

예	▶ 大便彌固者彌良 : 대변은 단단하면 할수록 더욱 좋다.

(46) 凡 : 대체로 / 모두

① 대체로

예	凡氣痛 宜烏沈湯 : 대체로 氣痛에는 烏沈湯이 마땅하다.

② 모두

예	▸ 單方 凡二十四種 : 單方은 모두 24 종류이다.

(47) 夫 : 대체로 / 해석하지 않는 경우 (문장을 부드럽게 시작하는 역할)

① 대체로

예	▸ 夫人難養而易危 氣難淸而易濁 : 대체로 사람(의 몸)은 기르기는 어렵지만 위태롭기는 쉽고 기는 맑게 하기는 어렵지만 탁해지기는 쉽다.

② 해석하지 않는 경우 (문장을 부드럽게 시작하는 역할)

예	▸ 夫魂者陽也 魄者陰也 : 魂은 陽이고 魄은 陰이다.

(48) 否則 : 그렇지 않으면

예	▸ 製香附子法 必用童便浸一宿 焙乾用 否則性燥 : 법제한 香附子를 만드는 방법은 반드시 아이 소변을 이용해 하룻밤 담가 두었다가 불에 말려 사용한다. 그렇지 않으면 성질이 건조하다.

(49) 不若 : ~만 못하다

예	▶ 孫眞人云 補腎不若補脾 許學士云 補脾不若補腎 : 손진인은 "腎을 補하는 것은 脾를 補하는 것만 못하다"고 말했고, 허학사는 "脾를 보하는 것은 腎을 補하는 것만 못하다"고 말했다.

(50) 不如 : ~와 같지 않다 / ~만 못하다

① ~와 같지 않다

예	▶ 婦人經水少 不如前者 何也? : 부인의 생리량이 적어져서 이전과 같지 않은 것은 어째서인가?

② ~만 못하다

예	▶ 辛熱發汗不如辛溫 辛溫又不如辛凉藥也 : 辛熱(한 藥으)로 發汗시키는 것은 辛溫(한 藥으로 發汗시키는 것)만 못하고, 辛溫(한 藥으로 發汗시키는 것)은 辛凉藥(으로 發汗시키는 것)만 못하다.

(51) 不以 : ~아니다

예	▶ 蓋恐其不以爲功 而反以爲罪 : 그것이 功이 아니라 반대로 罪가 될까봐 두렵다.

(52) 非徒 : ~일뿐 아니라

예	▶ 不痛者灸至痛 則毒必隨火而散 否則非徒無益 而反害之 : 아프지 않은 증상(여기서는 腫氣)일 경우에는 뜸을 아플 때까지 뜨면 반드시 毒이 火氣를 좇아 흩어진다. 그렇게 하지 않으면 도움이 되지 않을 뿐 아니라 반대로 해가 된다.

(53) 非直 : ~일뿐 아니라

예	▶ 凡諸飮水療疾 皆取新汲淸泉 不用停汚濁煖 非直無效 固亦損人 : 마시는 물로 병을 치료하려 할 때에는 모두 맑은 샘에서 새로 물을 길어 와야 하며 정체되어 더럽고 탁하고 미지근한 물은 사용하지 않아야 한다. (그렇지 않으면) 효과가 없을 뿐 아니라 분명히 사람에게 해를 끼친다.

(54) 邪[30] : 나쁜 (병적인) / 해석하지 않는 경우(문장의 종결, 이 때의 음은 '야')

① 나쁜 (병적인)

예	▶ 邪氣盛則實 精氣奪則虛 : 나쁜 기운이 왕성하면 實證이고 精氣가 탈진하면 虛證이다.

30 이 글자가 虛辭로 사용될 때에는 '야'로 읽지만, '사'라는 음으로 주로 사용하므로 이 음을 따라 여기에 정렬하였다.

② 해석하지 않는 경우 (문장의 종결, 이 때의 음은 '야')

예	▶ 膚脹鼓脹 可刺邪 : 피부가 붓고 배가 부을 때 刺鍼해도 됩니까?

(55) 庶 : ~ 있을 것이다[31] (긍정적 추측 혹은 기대)

예	▶ 能守病禁 不令入藏 庶可扶持也 : 病禁을 지켜 (병이) 臟으로 들어가지 않게 하면 (몸을) 보존할 수 있을 것이다. ▶ 虛實輕重吉凶死生之兆 明若水鏡 庶無妄治夭折之患矣 : 허실과 경중과 길흉과 사생의 징조가 마치 물거울처럼 맑아서 잘못된 치료로 요절할 우려는 없을 것이다.

(56) 庶幾 : ~ 있을 것이다[32] (긍정적 추측 혹은 기대)

예	▶ 庶幾可冀三仙之得道也 : 세 신선이 얻은 道를 (얻기를) 바랄 수 있을 것이다.

(57) 庶幾乎 : ~ 있을 것이다[33] (긍정적 추측 혹은 기대)

예	▶ 能用二子[34] 之長 而無二子之弊 則治病其庶幾乎 : 이 두 사람의 장점을 활용하고 두 사람의 단점을 없게 한다면 병을 (거의) 치료할 수 있을 것이다.

31 혹은 '~할 수 있기를 바란다' 라고 표현할 수 있다.

32 혹은 '~할 수 있기를 바란다' 라고 표현할 수 있다.

33 혹은 '~할 수 있기를 바란다' 라고 표현할 수 있다.

(58) 設使 : 만약

예	▶ 設使大便不難 豈敢下乎 : 만약 대변 보기가 어렵지 않다면 어찌 함부로 설사시키겠는가?

(59) 設或 : 만약

예	▶ 設或不明標本 無論有邪無邪 而但知攻痛 則害者多矣 : 만약 標와 本을 알지 못하고 邪氣가 있는지 없는지 살피지 않고 다만 痛疾을 공격(적으로 치료)할 줄만 알면 해로움이 많다.

(60) 所爲 : ~때문이다 / ~한 것

① ~때문이다

예	▶ 大筋緛短 小筋弛張 皆濕熱不攘之所爲也 : 큰 근육이 오그라들고 작은 근육이 늘어지는 것은 모두 濕熱이 물리쳐지지 않았기 때문이다.

② ~한 것

예	▶ 悔悟平生所爲過惡 : 평생 동안 잘못한 것을 뉘우친다.

34 금나라 때의 의사인 유완소(劉完素)와 장원소(張元素)를 가리킨다.

(61) 所以 : 그래서 / ~하는 수단

① 그래서

예	▶ 夫四時陰陽者 萬物之根本也 所以聖人春夏養陽 秋冬養陰 以從其根 : 사계절의 陰陽 기운은 만물의 근본이다. 그래서 성인은 봄과 여름에는 陽氣를 기르고 가을과 겨울에는 陰氣를 기름으로써 근본을 따른다.

② ~하는 수단

예	▶ 經脈者 所以行血氣而營陰陽 濡筋骨 利關節者也 : 經脈은 血氣를 흐르게 하고 (인체의) 陰陽을 영양하고 근골을 적셔주고 관절을 매끄럽게 해 주는 것이다.

(62) 雖然 : 비록 ~하더라도

예	▶ 上焦瘀熱 而作吐者 亦其病之有瘳也 雖然血旣吐 而自止 則可矣 : 上焦에 瘀熱이 있어 吐 하는 것 역시 병이 낫는 것이다. (하지만) 비록 그렇다 하더라도 피를 이미 토하고 나면 저절로 그쳐야 좋다.

(63) 孰若 : 어찌 ~만 하겠는가

예	▶ 與其制補以消 孰若少用純補 以漸而進之爲愈也: 補藥을 消藥으로 제어하는 것이 어찌 순수한 補藥을 조금 쓰다가 점차 늘려 (병을) 낫게 하는 것만 하겠는가? ※ 이 문장은 사실 '與其 a + 孰若 b (a가 어찌 b만 하겠는가?)' 구조이다.

(64) 是以 : 그러므로

예	▸ 男子屬陽 陽氣易散 女人屬陰 遇氣多鬱 是以男子之氣病常少 女人之氣病常多 : 남자는 陽에 속하는데 陽氣는 쉽게 흩어진다. 여인은 陰에 속하는데 (陰이) 氣를 만나면 많이 울체된다. 그러므로 남자의 氣病은 원래 적고 여인의 氣病은 원래 많다.

(65) 安 : 편안하다 / 어느 곳 / 어떻게

① 편안하다

예	▸ 是以志閑而少慾 心安而不懼 : 그러므로 뜻을 한가하게 해서 욕심을 적게 하고, 마음을 편안하게 해서 두려워하지 않는다.

② 어느 곳

예	▸ 虛邪賊風避之有時 恬惔虛無 眞氣從之 精神內守 病安從來 : 虛邪와 賊風을 때(계절)에 맞게 피하고, 마음이 담담하고 텅 비면 眞氣가 (따라) 생겨나고 精과 神이 (몸)안에서 지키니 병이 어느 곳을 좇아 들어오겠는가?

③ 어떻게

예	▸ 諸癰腫筋攣骨痛 此皆安生 : 모든 癰腫과 筋攣과 骨痛, 이것들은 모두 어떻게 생깁니까?

(66) 安得 : 어떻게 ~하겠는가

예	▶ 若有裏證 及大便結者 安得不下 : 만약 裏證이 있고 또 大便이 맺혀 있다면 어찌 不下하겠는가? (설사시키지 않겠는가?)

(67) 也 : 해석하지 않는 경우 (문장의 종결[35])

예	▶ 太易者 未見氣也 太初者 氣之始也 太始者 形之始也 太素者 質之始也 : 太易은 氣가 드러나지 않는 상태고 太初는 氣가 시작되는 상태고 太始는 形이 시작되는 상태고 太素는 質이 시작되는 상태다. ※ 병렬 관계를 설명하는 연결사로 볼 수도 있다.

(68) 也耶 : (의문을 강조하는 어감의) ~인가?

예	▶ 豈非前說之誤之也耶 : 어찌 이전 학설의 잘못이 아니겠는가?

※ 邪(야) : (54) 번 邪(사) 항목 참조

35 '也'의 경우에는 주로 평서문의 종결어로 사용된다. 하지만 의문문의 종결어로도 역시 사용된다. 이는 종결어로 사용되는 다른 허사도 마찬가지다. 그래서 어떤 虛辭가 평서문에 주로 사용되는지 의문문에 주로 사용되는지는 구별하지 않았다.

(69) 耶 : ~인가? (의문문의 끝에 쓰이는 기능)

예	▶ 然則小兒之病 其所關於腎氣者非眇[36] 而顧可謂小兒無補腎法耶[37] : 그러므로 소아의 병은 腎氣와 관련되는 것이 적지 않다. 그런데도 설마 소아는 腎을 補하는 법이 없다고 말하는 것이 가능하겠는가?

(70) 若 : 마치 ~같다 / 만약 / 혹은 / ~와 (병렬의 의미)

① 마치 ~같다

예	▶ 久服 延年耐老 面若童顔 : 오래 복용하면 수명을 연장하고 노화를 막을 수 있는데 얼굴이 마치 어린아이 얼굴 같아진다.

② 만약

예	▶ 若眞精耗散 疾病卽生 死亡隨至 : 만약 眞精이 소모되어 사라지면 질병이 곧 생기고 죽음이 따라 온다.

③ 혹은

예	▶ 病名曰肝痺 一名曰厥 脇痛出食 當是之時 可按若刺耳 : 病名을 肝痺라고 하고 다른 이름으로는 厥이라고 한다. 옆구리가 아프고 음식을 토하는데 이때에는 안마 혹은 침 치료를 할 수 있다.

36 眇(애꾸눈 묘) : '少'의 의미로 쓰였다.

37 耶는 일반 의문문의 끝에 주로 사용되지만 이 문장에서는 '顧 ~ 耶(설마 ~ 이겠는가?)' 용법의 강한 의문문의 끝에 사용되었다.

④ ~와 (병렬의 의미)

예	▶ 此人必數醉若飽以入房 氣聚於脾中不得散 : 이 사람은 반드시 자주 술에 취하고 배불리 먹은 상태에서 성관계를 하였기 때문에 (술과 음식의) 기운이 脾中에 모여 흩어지지 않았다.

(71) 若果 : 만약

예	▶ 或言 下痢白爲寒者 誤也 若果爲寒 則不能消穀 何由反化爲膿也 : 혹자가 "이질이 (색깔이) 하얀 경우는 寒(으로 인한 것)이다"라고 말하는 것은 잘못이다. 만약 寒(때문)이라면 음식의 소화(자체)가 안 될 텐데 어떤 연유로 반대로 膿으로 변화했겠는가?

(72) 若夫 : ~에 대해 말하자면

예	▶ 若夫骨骼者 先天也 肌肉者 後天也 : 골격에 대해 말하자면 先天에 해당하고 肌肉은 後天에 해당한다.[38]

(73) 若使 : 만약 ~한다면

예	▶ 須謹避風寒 若使外邪再感 則皮毛閉塞 : 반드시 風寒을 힘써 피해야한다. 만약 外邪(風寒)에 다시 감촉되면 피모가 닫혀 막힌다.

38 '若夫'를 의미 없는 語氣詞로 보아 해석하지 않고 "골격은 先天에 해당하고 肌肉은 後天에 해당한다"라고 봐도 무방하다.

(74) 若然 : 이와 같은

예	▶ 見外感則云發散 見脹滿則云消導 若然者 誰不得而知之 : 外感을 보면 發散을 말하고 脹滿을 보면 消導를 말하는데, 이와 같은 것을 누가 모르겠는가?

(75) 略無 : 조금도 없다

예	▶ 竊[39] 觀其書 名雖太素 而其中論述 略無一言及於太素之義 : 그 책을 잠깐 보니 이름은 비록 '太素'이지만 그 속의 이론은 결코 단 한 마디도 太素(黃帝內經太素)의 뜻에 미치는 것이 없었다.

(76) 於 ('于'와 거의 같은 용도로 사용된다) : ~에서 / ~에 / ~에 의해 / ~을 (목적어 앞에 쓰이며 사실상 해석하지 않는 셈이다) / ~보다

① ~에서

예	▶ 六七 三陽脈衰於上 面皆焦 髮始白 : 42세에는 三陽脈이 상부에서 쇠약해지므로 얼굴이 모두 타고 머리카락이 하얘지기 시작한다.

② ~에

예	▶ 陰根於陽 陽根於陰 : 陰은 陽에 근본을 두고 陽은 陰에 근본을 둔다.

39 竊(몰래 절) : 여기서는 '살짝', '잠깐'의 의미로 쓰였다.

③ ~에 의해

예	▶ 冬傷於寒 春必病溫 春傷於風 夏生飧泄 : 겨울에 寒에 의해 상하면 봄에 반드시 溫病이 되고, 봄에 風에 의해 상하면 여름에 飧泄이 된다.

④ ~을 (목적어 앞에 쓰이며 사실상 해석하지 않는 셈이다)

예	▶ 務快其心 逆於生樂 起居無節 故半百而衰也 : 힘써 마음에 쾌락을 주기 위해 (진짜) 生의 즐거움을 거스르고 일상생활에 절제가 없으므로 50세가 되면 쇠약해지는 것이다.

⑤ ~보다

예	▶ 夫治諸痢者 莫若於[40] 辛苦寒藥治之 : 모든 이질을 치료할 때에는 辛苦寒한 藥으로 그것을 치료하는 것보다 나은 것이 없다.

(77) 抑 : 누르다 / 해석하지 않는 경우 (문장을 매끄럽게 연결하는 용도) / 아니면

① 누르다

예	▶ 肝氣逆者 平之抑之 : 肝氣가 거슬러 오르면 진정시키고 눌러준다.

40 於 : '~ 보다' 의 비교격을 나타내는 의미로 사용되었다.

② 해석하지 않는 경우 (문장을 매끄럽게 연결하는 용도)

예	▶ 聖人特命此名[41] 誠重之也 而後人指之爲賊 抑何異耶 : 성인은 이 이름을 특별히 지어서 정말 중요하게 여겼는데, 후세 사람들은 이를 가리켜 賊이라고 하니 어째서 다른가?

③ 아니면

예	▶ 是但知苦燥之一言 而不察苦發苦溫苦堅苦泄苦下之五者 抑又何也 : 이것은 단지 '苦燥'라는 한 마디만 알고 '苦發' '苦溫' '苦堅' '苦泄' '苦下'의 다섯 가지를 알지 못해서이지 아니면 어째서이겠는가?

(78) 焉 : 해석하지 않는 경우 (문장의 종결) / 어찌 / 어떻게 (방법 혹은 장소)

① 해석하지 않는 경우 (문장의 종결)

예	▶ 人之壽夭 各有天命存焉 : 사람이 오래 살고 일찍 죽고는 각자의 天命에 달려 있다.

41 '相火'를 가리킴.

② 어찌

예	▶ 苟吾心之理明 則陰者自陰 陽者自陽 焉能相混 : 만약 내 마음의 이치가 밝다면 陰은 본래 陰이고 陽은 본래 陽일 뿐이지 어찌 서로 혼돈될 수 있겠는가?

③ 어떻게 (방법 혹은 장소)

예	▶ 黃帝問于岐伯曰 人焉受氣, 陰陽焉會 : 황제가 기백에게 물었다. "사람은 어떻게(어디서) 氣를 받고 陰과 陽은 어떻게(어디서) 만납니까?"

(79) 如 : ~같다 / 만약 / 예를 들어

① ~같다

예	▶ 舍此他求 如涉海問津矣 : 이것을 버리고 다른 것을 찾는 것은 (마치) 바다를 건너면서 나루터를 묻는 것과 같다.

② 만약

예	▶ 如脈之眞有力眞有神者 方是眞實證 : 만약 脈이 정말 有力하면서 神이 있다면 이것은 곧 진짜 實證이다.

③ 예를 들어

예	▶ 如丹溪云 無痰不作運 殊非眞確之論 : 예를 들어 丹溪의 "痰이 없으면 어지러움증이 없다"라는 말은 절대 정확한 이론이 아니다.

(80) 如何 : 어떻게 (해야) / 무엇이

① 어떻게 (해야)

예	▶ 四時之風 病人如何 : 사계절의 바람이 사람을 어떻게 병들게 합니까?

② 무엇이

예	▶ 如何而反 : 무엇이 '反'입니까?

(81) 歟 : 해석하지 않는 경우 (문장의 종결)

예	▶ 中風多不能治 中氣須臾便醒 其故何歟 : 中風은 대부분 잘 치료되지 않는데 中氣는 조금 후 곧 깨어나니 그 까닭이 무엇인가?

(82) 然 : 그러하다 / 그러나 / 형용사의 접미사 / 대답의 의미

① 그러하다

예	▶ 人年老而無子者 材力盡耶 將[42] 天數然也 : 사람이 늙으면 자식을 못 갖는 것은 (개인적)체력이 다해서입니까? 아니면 자연의 이치(天數)가 그러한 것입니까?

② 그러나

예	▶ 擧萬病之多 則醫道誠難 然而萬病之病 不過各得一病耳 : 온갖 病의 다양함을 거론한다면 의학이 진실로 어렵다. 그러나 온갖 病들의 病도 각각은 하나의 病을 얻은 것에 불과하다.

③ 형용사의 접미사

예	▶ 按之則氣足以溫之 故快然而不痛 : 그것을 누르면 기가 충분히 따뜻해져 시원하면서 ('快'의 뒤에 붙어 그러한 상태를 설명) 아프지 않게 된다.

④ 대답의 의미

예	▶ 脈有損至 何謂也 然 至之脈 ~ : 脈에는 損脈과 至脈이 있다는데 어떤 것을 말합니까? 예, 至脈은 ~

42 將 : '그렇지 않으면' 이라는 의미로 쓰였다.

(83) 曰 : 말하다 / 해석하지 않는 경우 (문장의 매끄러운 연결)

① 말하다

예	▸ 黃帝曰 余聞上古之人 春秋皆度百歲 而動作不衰 : 황제가 말했다. 나는 "上古 시대의 사람들은 나이가 모두 백 살이 되어도 움직임이 쇠약해지지 않았다"라고 들었다.

② 해석하지 않는 경우 (문장의 매끄러운 연결)

예	▸ 八痢危證 一曰赤痢 二曰白痢 ~ : 여덟 종류의 痢疾은 위험한 증상인데, 첫째는 赤痢이고 둘째는 白痢이고 ~

(84) 于 : '於' 참조 ('於' 와 거의 같이 사용되므로 따로 설명하지 않음)

(85) 云 : 이르다 (말하다) / 해석하지 않는 경우 (문장의 종결)

① 이르다 (말하다)

예	▸ 古人云 欲學醫 先讀本草 以知藥性 : 옛 사람이 "의학을 공부하고자 한다면 먼저 本草 서적을 읽어서 藥性을 알아야 한다"라고 말했다.

② 해석하지 않는 경우 (문장의 종결)

예	▶ 故遂以東醫寶鑑名之者 慕古人之遺意云 : 그래서 결국 東醫寶鑑이라고 이름지었으니 (이는) 옛 사람들이 남긴 뜻을 따른 것입니다.

(86) 爲 : 위하다 / 하다 / 삼다 / 되다 / 해당하다 / ~에 따라서 / ~을 대신해서

① 위하다

예	▶ 非止爲人 而爲己不淺也 : 단지 (다른) 사람을 위해서일뿐 아니라 자신을 위함도 적지 않다.

② 하다

예	▶ 凡勞損病劇而忽加身痛之甚者 此陰虛之極 不能滋養筋骨而然 營氣憊矣 無能爲也 : 勞損病이 극심한 상태에서 갑자기 심한 身痛이 더해지는 것은 陰虛가 極에 이르러서 筋骨을 영양하지 못해서 그런 것이다. 營氣가 다 소모되어서 할 수 있는 것이 없다.

③ 삼다

예	▶ 以酒爲漿 以妄爲常 : 술을 죽처럼 삼고 망령된 일을 일상으로 삼는다.

④ 되다

예	▶ 乾坤者 太極之變也 合之爲太極 分之爲乾坤 : 하늘과 땅은 태극이 변화한 것으로 합쳐지면 태극이 되고 나뉘면 하늘과 땅이 된다.

⑤ 해당하다

예	▶ 肝心脾肺腎五藏 皆爲陰 膽胃大腸小腸膀胱三焦六府 皆爲陽 : 肝과 心과 脾와 肺와 腎의 五藏은 모두 陰에 해당하고 膽과 胃와 大腸과 小腸과 膀胱과 三焦의 六府는 모두 陽에 해당한다.

⑥ ~에 따라서

예	▶ 人之居處動靜勇怯 脈亦爲之變乎 : 사람의 居處와 動靜과 勇怯에 따라 脈도 변합니까?

⑦ ~을 대신해서

예	▶ 五味入口 藏於胃 脾爲之行其精氣 : 음식이 입으로 들어오면 胃에 저장되고, 脾가 그것(胃)을 대신해서 (소화된) 精氣를 운행시킨다.

(87) 有以 : ~하는 방법이 있다.

예	▶ 又有以治風治火治痰治食之劑兼而用之 : 또 治風하고 治火하고 治痰하고 治食하는 약제를 함께 사용하는 방법이 있다.

(88) 猶 : 그러나 / ~같다 / 여전히 (아직은)

① 그러나

예	▶ 雖未知神 <u>猶</u>知形跡 : 비록 (보이지 않는) 神은 알지 <u>못하나</u> 몸의 흔적은 안다.

② ~같다

예	▶ 今之醫者 惟知療人之疾 而不知療人之心 是<u>猶</u>捨本逐末 : 요즘 의사들은 단지 사람의 질병만 치료할 줄 알고 사람의 마음을 치료할 줄 모르니 이는 근본을 버리고 끝만 좇는 것과 <u>같다</u>.

③ 여전히 (아직은)

예	▶ 復還食穀 已二十餘年 <u>猶</u>得神枕之力 往不復老 : 다시 돌아와서 곡식을 먹은 지 이미 20년이 지났으나 <u>여전히 (아직은)</u> 神枕의 힘을 받아 다시 늙지 않았다.

(89) 矣 : 해석하지 않는 경우 (문장의 종결)

예	▶ 年五十 體重 耳目不聰明<u>矣</u> : 50세가 되면 몸이 무거워지고 귀와 눈이 밝지 않게 된다.

(90) 已 : 이미 / 시간과 숫자와 공간의 범위 / 그치다 (멈추다) / 낫다 / ~일 뿐이다

① 이미

예	▸ 能如是 則藥未到口 病已忘矣 : 능히 이와 같아지면 약이 입에 도달하지 않아도 병이 이미 사라진다.

② 시간과 숫자와 공간의 범위

예	▸ 中年已上之人 可以常服 : 중년 이상의 사람은 항상 복용하면 좋다.

③ 그치다 (멈추다)

예	▸ 甚則夜失連連 日亦滑流不已 : 심하면 밤마다 계속 흘러나오고, 낮에도 역시 흘러내림이 멈추지 않는다.

④ 낫다

예	▸ 無故而瘖 脈不至 不治自已 : 이유없이 목소리가 나오지 않고 맥이 뛰지 않을 때에는 치료하지 않아도 저절로 낫는다.

⑤ ~일 뿐이다

예	▸ 痰火與驚 三者而已 : 痰과 火와 驚의 세 종류일 뿐이다.

(91) 以 : ~(으)로써 / ~하고 (혹은 '~와') / 시간과 숫자와 공간의 범위

① ~(으)로써

예	▶ 以此養生則壽 沒世不殆 : 이것으로써 양생하면 오래 살 수 있고 세상이 다하도록 위태롭지 않다.

② ~하고 (혹은 '~와')

예	▶ 四十歲 五藏六府十二經脈 皆太盛以平定 : 40세가 되면 五臟六腑와 十二經脈이 모두 太盛하고 (또) 안정된다.

③ 시간과 숫자와 공간의 범위

예	▶ 中年以後 最宜常服 : 중년 이후에는 항상 복용하는 것이 최고로 좋다.

(92) 而 : ~하고 (혹은 '~와') / 그러나 / 시간과 숫자와 공간의 범위

① ~하고 (혹은 '~와')

예	▶ 補中益氣湯 治勞倦虛損 身熱而煩 : 補中益氣湯은 과로로 허약해져 몸에서 熱이 나고 답답한 증상을 치료한다.

② 그러나

예	▶ 醫道雖繁 而可以一言蔽之者 曰陰陽而已[43] : 의학의 이치는 비록 복잡하지만 한 마디로 포괄할 수 있으니 陰陽일 뿐이다.

③ 시간과 숫자와 공간의 범위

예	▶ 其證 或先吐而後痛 或先痛而後吐 : 그 증상이 혹은 먼저 토한 이후에 아프고, 혹은 먼저 아픈 이후에 토한다.

(93) 耳 : 귀 / ~일 뿐이다 / 해석하지 않는 경우 (문장의 종결)

① 귀

예	▶ 眼者 身之鏡 耳者 體之牖 : 눈은 몸의 거울이고 귀는 몸의 창이다.

② ~일 뿐이다

예	▶ 凡欲察虛實者 爲欲知根本之何如 攻補之宜否耳 : 虛實을 관찰하려 한다는 것은 근본(몸의 근본 상태)이 어떠한지와 (치료에 있어서) 攻法과 補法의 타당성 여부를 알고자하는 것일 뿐이다.

43 而已 : '일 뿐이다'라는 의미로 사용되었다.

③ 해석하지 않는 경우 (문장의 종결)

예	▶ 如此死者 醫殺之耳 : 이와 같은 죽음은 의사가 죽이는 것이다.

(94) 自 : 저절로 (스스로) / ~이후로 (혹은 '~에서부터', 시간과 공간 모두 적용)

① 저절로 (스스로)

예	▶ 養正積自除 : 정기를 기르면 적취는 저절로 제거된다.

② ~이후로 (혹은 ~에서부터)

예	▶ 曩[44] 自劉河間出 以暑火立論 專用寒涼 : 예전에 劉河間이 나와서 暑火論을 정립한 이후로 오로지 寒涼한 藥을 사용하였다.

(95) 將 : 장군 / 장차 ~하려 한다 / 아니면

① 장군

예	▶ 肝者 將軍之官 謀慮出焉 : 肝은 장군과 같은 기관이고 謀慮 작용이 나온다.

44 曩 : 예전 낭

② 장차 ~하려 한다

예	▶ 固眞飮子 治精氣滑脫 將成勞證 : 固眞飮子는 精氣가 새어나와 장차 勞證이 되려는 증상을 치료한다.

③ 아니면

예	▶ 人年老而無子者 材力盡耶 將[45] 天數然也 : 사람이 늙으면 자식을 못 갖는 것은 (개인적)체력이 다해서입니까? 아니면 자연의 이치(天數)가 그러한 것입니까?

(96) 將理 : 휴양을 통해 몸을 돌봄

예	▶ 雖然 若將理失宜 醫所不治 : 그렇지만 만약 적절한 휴양을 하지 않으면 의사도 치료할 수 없다.

(97) 第 : 차례 / 한편 (문장 전환)

① 차례

예	▶ 凡制方用藥 乃醫家開手作用第一要着[46] : 處方을 만들고 藥을 쓰는 것은 의사가 치료 활동을 시작하는 제일 중요한 수단이다.

45 將 : '그렇지 않으면' 이라는 의미로 쓰였다.

46 要着 : 중요한 수단

② 한편 (문장 전환)

예	▶ 亦所謂甘溫除大熱也 第今人之虛者多 實者少 : 또 "甘溫한 藥이 大熱[47] 을 제거한다"라고도 말한다. 한편 요즘 사람은 虛한 사람은 많고 實한 사람은 적다.

(98) 之 : 소유격을 만들어 주는 역할 / 대명사 / 수식 관계를 만들어 주는 역할 / 주격 조사의 역할 / 동사와 목적어의 도치 역할

① 소유격을 만들어 주는 역할

예	▶ 膻中爲氣之海 : 膻中은 기의 바다다.

② 대명사

예	▶ 傷寒陽明病 胃中有燥屎者 必轉失氣 下之卽愈 : 傷寒陽明病으로 胃中에 燥屎(굳은 대변)가 있을 경우에는 반드시 방귀가 나오는데 그것을 설사시키면 낫는다.

③ 수식 관계를 만들어주는 역할

예	▶ 實爲難辨之證 : 실로 구별하기 어려운 증상이다.

47 여기서는 '假熱'을 말한다.

④ 주격 조사의 역할

예	▶ 如風寒積滯痰飮瘀血之屬 氣不行則邪不除 此氣之實也 : 만약 風寒과 積滯와 痰飮과 瘀血에 속하는 것들은 氣가 운행하지 않으면 邪氣가 제거되지 않으니 이것은 氣가 實한 것이다.

⑤ 동사와 목적어의 도치 역할

예	▶ 欲泄其邪 先補其虛 此之謂也 : "그 邪氣를 배출하고 싶으면 먼저 그 허약함을 보충하라"는 이것을 이르는 것이다.

(99) 之於 : ~에게

예	▶ 老翁不受曰 臣之於君 猶子之於父也 : 늙은이가 받지 않으며 말했다. "임금에게 신하는 아버지에게 자식과 같습니다."

주의

▶ 出白物如精 隨溲而下 得之於房室勞傷 (정액 같은 하얀 물질이 나와 소변을 따라 나오는 증상은 성관계가 과다해서 손상됨에서 그것을 얻은 것이다.) 에서처럼 각각의 글자를 따로 해석해야할 때도 있고 같은 두 글자를 '之於'로 붙여서 관용적으로 해석해야할 때도 있다. 이 원칙은 나머지 두 글자 이상의 모든 虛辭에 똑같이 적용된다.

(100) 之爲 : ~의

예	▶ 大凡眼之爲患 多生於熱 : 일반적으로 눈의 병은 대부분 熱에 의해 발생한다.

(101) 至若 : ~에 대해서는

예	▶ 至若先天無形之陰陽 則陽曰元陽 陰曰元陰 : 先天 無形의 음양에 대해서 말하자면 陽은 元陽이고 陰은 元陰이다.

(102) 至如 : ~에 대해서는

예	▶ 至如心熱 則舌破生瘡 : 心熱의 경우에 대해 말하자면 혀가 갈라지고 헌다.

(103) 何 : 어떻게 / 무엇 (누구)

① 어떻게

예	▶ 苟內無所傷 外無所感 何氣病之有哉 : 만약 안에서 상한 바가 없고 밖에서 감촉된 것이 없다면 어떻게 氣病이 있겠는가?

② 무엇

예	▶ 黃帝曰 何謂逆而亂 : 황제가 말했다. "무엇을 逆하고 亂이라고 말합니까?"

(104) 何得 : 어찌 ~는가

예	▶ 彼此相照 何得有差 : 저것과 이것을 서로 대조해보면 어찌 차이가 있겠는가?

(105) 何如 : 무엇 / 어떠한가

① 무엇

예	▶ 黃帝曰 願問病機何如 : 황제가 말했다. "病機가 무엇인지를 여쭙고 싶습니다."

② 어떠한가

예	▶ 病有結胸 有藏結 其狀何如 : 病에 結胸이 있고 藏結이 있는데 그 증상이 어떻습니까? ※ '무엇'과 '어떠한가'는 사실 의미는 비슷하다. 하지만 한글 표현과 어감이 달라서 따로 구분하였다.

(106) 何爲 : 어떻게

예	▶ 熱入血室 何爲而成結胸也 : 熱이 血室에 들어가면 어떻게 結胸證을 형성하는가?

(107) 何以 : 무엇으로

예	▶ 又何以辨之 : 또 무엇으로 그것을 분별하겠는가?

(108) 何足 : 어떻게 ~할 가치가 있겠는가

예	▶ 外感內傷 乃病之大關鍵 於此昧焉 何足云醫 : 外感과 內傷은 질병의 큰 關鍵이니 이것에 어둡다면 어찌 의사라 부를만 하겠는가?

(109) 奚 : 어찌 ~는가

예	▶ 蓋寒性如冰 熱性如炭 冰炭不謀 奚堪妄用 : 차가운 성실은 얼음과 같고 뜨거운 성질은 숯과 같으니 얼음과 숯을 헤아리지 않고 어찌 감히 함부로 사용하겠는가?

(110) 乎 : ~에서 / 해석하지 않는 경우 (문장의 종결) / 서술어의 대상이 되는 목적어 앞에 사용되는 경우

① ~에서

예	▸ 人生從乎太易 病從乎太素 : 사람은 太易에서 생기고 병은 太素에서 생긴다.

② 해석하지 않는 경우 (문장의 종결)

예	▸ 醫道 其可廢乎 : 의학을 폐지할 수 있겠는가?

③ 서술어의 대상이 되는 목적어 앞에 사용되는 경우

예	▸ 冬三月 此謂閉藏 水氷地坼 無擾乎陽 : 겨울 3개월은 閉藏이라고 한다. 물이 얼고 땅이 갈라지니 陽을 어지럽히지 말아야 한다.

지금까지 110개의 虛辭와 그 虛辭가 실제 사용된 문장을 살펴보았다. 비록 많은 虛辭들 중 일부만 살펴본 것이지만 사실 이 정도면 중요 虛辭는 다 살펴본 것이기 때문에 입문자 뿐 아니라 중급자를 위해서도 충분하다. 만약 용례에 인용된 문장까지 충실하게 학습했다면 虛辭의 개념과 활용을 이해하기에는 충분했을 것이다. 이 정도 실력을 바탕으로 한 상태에서 한문 문장에 조금만 더 익숙해진다면 설혹 처음 보는 虛辭라 할지라도 대강의 뜻을 짐작할 수준에 곧 이르게 될 것이고, 또 한자 및 한문에 대한 부담 없이 한의학 공부에 집중할 수 있을 것이다.

필수 한의학 한자 총획별 색인

6획

7획

8획

9획

10획

11획

12획

13획

14획

15획

16획

17획

18획

19획

20획

21획

22획

23획

24획

25획

29획

필수 한의학 허사 색인

참고문헌

1. 간호윤 지음. 기초 한문학. 경인문화사. 2010.
2. 김태수 지음. 한문 문법. 한국학술정보. 2010.
3. 동양의학대사전편찬위원회 편저. 동양의학대사전 (1). 경희대학교 출판국. 1999.
4. 동양의학대사전편찬위원회 편저. 동양의학대사전 (2). 경희대학교 출판국. 1999.
5. 동양의학대사전편찬위원회 편저. 동양의학대사전 (3). 경희대학교 출판국. 1999.
6. 동양의학대사전편찬위원회 편저. 동양의학대사전 (4). 경희대학교 출판국. 1999.
7. 동양의학대사전편찬위원회 편저. 동양의학대사전 (5). 경희대학교 출판국. 1999.
8. 동양의학대사전편찬위원회 편저. 동양의학대사전 (6). 경희대학교 출판국. 1999.
9. 동양의학대사전편찬위원회 편저. 동양의학대사전 (7). 경희대학교 출판국. 1999.
10. 동양의학대사전편찬위원회 편저. 동양의학대사전 (8). 경희대학교 출판국. 1999.
11. 동양의학대사전편찬위원회 편저. 동양의학대사전 (9). 경희대학교 출판국. 1999.
12. 동양의학대사전편찬위원회 편저. 동양의학대사전 (10). 경희대학교 출판국. 1999.
13. 동양의학대사전편찬위원회 편저. 동양의학대사전 (11). 경희대학교 출판국. 1999.
14. 동의문헌연구실 譯. 對譯 東醫寶鑑. 법인문화사. 2012.
15. 박유홍, 박유리 지음. 해석을 위한 漢文入門. 글누림출판사. 2009.

16. 박홍균 지음. 350자로 2200자를 깨치는 원리한자. 도서출판 이비컴. 2007.
17. 백진웅, 권영규, 이병욱. 한의학교육입문검사에 한의학특성 반영 방안 연구(부산대학교 한의학전문대학원 정책연구). 부산대학교. 2009.
18. 심재동 지음. 알기 쉬운 한문 해석법. 운주사. 2005.
19. 안영민 역. 景岳全書. 한미의학사. 2006.
20. 유수현 지음. 한자 214 부수 상해. 홍익재. 2011.
21. 윤경희 지음. 한문의 첫걸음. 새문사. 2010.
22. 이이화 지음. 이이화의 한문공부. 역사비평사. 2011.
23. 이희원 지음. 뚝딱 한자부수 214 (1). 글로연. 2006.
24. 이희원 지음. 뚝딱 한자부수 214 (2). 글로연. 2007.
25. 이희원 지음. 뚝딱 한자부수 214 (3). 글로연. 2007.
26. 진주표 편주. 臨床活用 黃帝內經 讀誦本. 법인문화사. 2009.
27. 최완식 외 3인 공저. 基礎漢文讀解法. 명문당. 2008.
28. http://dic.naver.com/

한의학 입문자를 위한 한의학 한문

초판 1쇄 발행　2013년 2월 18일
3판 5쇄 발행　2025년 8월 29일

지 은 이　백진웅, 이병욱

발 행 인　최 재 원
펴 낸 곳　부산대학교 출판문화원
주소－부산광역시 금정구 부산대학로 63번길 2
전화－(051) 510-1932~3
전송－(051) 512-7812
등록－1983년 11월 10일 제1983-000001호

* 잘못된 책은 구입처에서 교환해 드립니다.

값 15,000원

ISBN 978-89-7316-653-4　03510